Karl Pumberger-Kasper

Hehna Augn Pflåsta

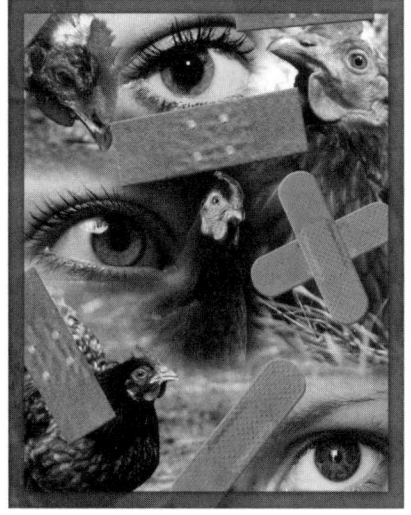

Heitere Geschichten & Gedichte
in Innviertler Mundart

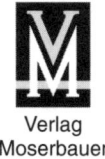

Verlag
Moserbauer

Illustrationen: Margareta Pumberger-Kasper

Alle Rechte beim Verfasser!

Gesamtherstellung:
Moserbauer Druck & Verlag, 4910 Ried i. I. (2006)

ISBN-10 3-902121-74-2
ISBN-13 978-3-902121-74-5

Vorwort

Man sollte für dieses vierte Buch des Verse-, Bürger- und Tischlermeisters Karl Pumberger-Kasper kein Vorwort schreiben. Schad ums Papier und den Platz, der damit verschwendet wird, weil weit Besseres, Pfiffigeres und Originelleres vom Autor folgt.

Die unnachahmliche Dichtkunst von Karl besteht einerseits in der Gabe, wie die Hehna etwas aufzupicken, einfältig den Kopf dabei schief zu halten, und dann – das Gefundene geschluckt – lust- und geistvoll loszugackern. Dabei wird das Körnchen mit alltäglicher Wahrheit und mit erfundener und erdachter Möglichkeit, auf die der Leser niemals kommen würde, ausgeschmückt und zu einem Leckerbissen verkocht. Dass ob der Blindheit des Lesers oder ob der spritzigen Schärfe von Karl manchmal ein Auge zugedrückt wird, ergibt sich aus dem Thema des Geschriebenen. Dass Situationen aus den Kurzgeschichten dem heißen Pflaster gleichen, tut gut, kühlt doch das Heitere das Hitzige ab. Manche Probleme des Menschen werden mit Tiefsinn, aber in lockerer Art verkleinert, herabgemindert und ihre Bedeutung auf das Wesentliche oder Unwesentliche geführt und mit Vorschlägen und guten Ratschlägen nochmals auf den richtigen Platz gestellt.

Die Monatsgedichte und andere Versbeiträge zeigen Karl in der in ihm wohnenden und gelebten menschlichen Tiefe, einerseits in Kurzform auf den Punkt treffend oder in harmonischen Zeilen zum Klingen gebracht. Der mit so viel malenden Worten ausgestattete Innviertler Dialekt unterstützt diese wohlmeinenden Töne.

Wie dankbar dürfen wir Leser sein, dass Menschen in unserer Zeit uns mit echtem, unergründbarem Humor zum Lachen bringen, aber auch auf den Lebenssinn und zur Lebensfreude führen. Darum herzlichen Dank, Karl!

Franz Gumpenberger

Dahoam

Wo bei a Haustür eingeh derfm
und d'Stiefö hinter s'Kástl stoilln
und für dö ausgleiertn Nervm
a Stückl Wärm und Friedn hoiln.

A Lächeln kriagn, a Anteilnehma
a feste Händt, dö oan umfasst
aus klare Augn an Blick, durch den ma
d'Weltgspenster vor da Haustür lasst.

A Himmi mit da Erdn vobundn
mit Strick und Stráng herztiaf voschnürt
quellwasserfrische Weichbrunnstundn
dahoam, wo ma lebendi wird.

D'Morgenbetrachtung

Jedn Tag a da Früah, halt i mei Morgenbetrachtung. Dö Morgenbetrachtung an Radio interessiert mi nöt. I halt mei eigene Morgenbetrachtung. Da steh i vorn Spiagl und schau mi a guate Zeit an. I betracht mi. An Bad hanö an getöntn Spiagl, da schaut ma a da Früah nahn Aufsteh nöt gar so kásö aus und á d'Haarfarb is nöt ganz so „blond". Da oanzige Nachteil bei an getöntn Spiagl is der, dass Zähnt nia schen weiß werdn. Da kannst bürschteln wiast magst.

Irgend was stört mi a da Früah oiwei, wann a mö an Spiagl betracht. Dö zrupftn Haarschiebön, dö nah oi Seitn doinstehn und dö si weder von Kámpi nu vo da Bürschtn bändögn lassn, hánd sicher zo an gwissn Teil schuid.

Also Haar einnetzn und min Haarfön as Gefecht ziagn. A unedige, zeitaufwändige Arbeit. I beneid dö Leit, dö so glatte fallende Haar habm. So a Trauerweidenfrisur. A söchana beidelt sö a da Früah amoi a und kámpelt is a. Wia gsagt, zo dö ghör i nöt. Oft entsteht bei mir über d'Nacht mittn an Kopf a Naturscheitel. Auf oana Seit von Kopf liengan d'Haar ganz bráv da, aber plötzli, wia wanns nöt dazua ghöratn, ziagt sö a Trennlinie vo da Stirn bis as Gnáck und glei danebm stehnt ma d'Haar pfeigrad a d'Höh. So ähnli kunnt dös damals ausgschaut habm, wia dö Israeliten auf da Flucht vorn Phárao durös Rote Meer trockenen Fußes davo hánd, wei s'Wasser wia a Mauer gstandn is. Auf dö Bibelstoil muaß i oiwei denga, wann i den Extremscheitl betracht. Und wann i dann an Fön mit Stufe drei ansetz, dára dö hartnäckign

Schibön her wird, denk i an dös Heer der Ägypter, wias vo dö Wassermássn voschluckt wordn hánd. Ma kunnt sagn, i mach bein Haarföna zugleich a Bibelmeditation. Wei dös Föhna dös dauert. Da muaß i so weit zui fahrn, dass d'Haar direkt zon brándln anfangan, was meistens zur Folge hat, dass sie hintnah bein Frühstück d'Nasn auffiziagt und sagt: „Schmeckst das nöt, da riggelt was!"
Aber nu amoi zruck as Bad, vorn Spiagl, zo da Morgenbetrachtung. Hat ma also dös Frisurproblem an Griff kriagt und betracht't ma sö nu amoi intensiv, entdeckt ma plötzli sehr fruchtbare Haarwuchsgebiete, an Stoiln, wos eigentli nix verlorn hättn. Bei da Nasn schaun scho wieder a paar Háárl außer und sogar seitlich an dö Ohrwáschl dran, wo eigentli eh a magerner Grund mit wenig Humus is, spriaßens ganz ungeniert. Sogar bei dö Augnbrauen gibt's a paar so Ausreißer, dö auf unerklärliche Weise a gigántischs Wachstum an den Tag legn. Was für a Wies d'Strumpfm hánd, dös hánd für a Gsicht d'Augnbrauern, d'Nasn- und d'Wáschlhaar. Dö hánd nöt zon ausrotten.
Wann ma also dös unedige Háárlzeig auszupft oder abgschnittn hat und á dö morgendliche Rásur ohne gröbere Verletzungen hinter oan liegt, steht ma da Welt wieder für an Tag einigermaßen kultiviert zur Verfügung. Versteckt hinter Rasierwásserl, O de Toilette und an starkn Bohnenkaffee, spuilt wieder jeder sein Rolln auf da Bühne des Lebens, bis oan dö nächste Morgenbetrachtung hinter der Fassade der Perfektion von Neichn as strubeln bringt.

Riggelt = es riecht nach Verbranntem
Strumpfm = Ackerunkraut, Großer Ampfer

Statistisch gsehgn

Statistisch gsehgn, dös lös i oft
wird oiss genau behandelt
und jede Gwehnat dö mir habm
sofort in Zahln verwandelt.

Statistisch gsehgn, da essma z'fett
X-Kilo purö Schmiern
vodruckt a jeds in so an Jahr
und dass ma uns zweng rührn

sagt á d'Statistik ganz genau
vo 10 rennan grad zwoa,
dös is statistisch registriert
und, wirs behauptn, wahr.

Mir steign mitunter recht schlecht aus
i moa oft gar zon schama
do schama toan sö grad a paar
ja, dö Gewissheit hama.

Natürli, nur statistisch gsehgn.
da schamt sö jeder Viertö
dö andern drei is dös oading
dö sagn, Statistik pfüat di.

Da Nachwuchs gibt ma Rätsl auf
wann i statistisch schau,
1,2 so Kinderlein
gebärt uns heint a Frau.

Drum hauts á nimmer richti hi
lass ma uns do nöt blendtn
es kemman ja statistisch gsehgn
2,5 a d'Rentn.

Uns derfats ja, statistisch gsehgn,
in Wirklichkeit nöt gebm
wei heitzutags, statistisch gsehgn,
grad Zahln und Nummern lebm.

Gwehnat = Gewohnheit

Da Ratgeber

Wia guat, dass mir in a Zeit geborn hánd, wos für oiss an Ratgeber gibt. I ha zum Beispui lang nöt gwisst, dass i nöt richti schnauf. Auf den Fehler bi i erst dráfkemma, wia ma a Atemratgeber a d'Händt gfalln is. I ha praktisch Jahrzehnte lang komplett falsch gschnauft. Aber nöt grad i alloa. Fast dö gesamte Menschheit, a paar Naturtalente ausgnumma, hat falsch gschnauft oder schnauft nach wie vor falsch. Dö gesamte Menschheitsgeschichte hat sö durch a falsche Atemtechnik auszeichnet. Wannst den Atemratgeber gewissenhaft lest, dann kimmst drauf, was da für kapitale Fehler gmacht wordn hánd und nach wie vor gmacht werdn. Es wird, im Vergleich zo unserer Leistung, weit z'vui Sauerstoff eingschnauft. Mir schnappm uns praktisch gegnseiti an Sauerstoff weg, durch unüberlegtes Schnaufm. Dadurch hama á heunt dö Umweltprobleme. Schlagwort: Feinstaub. Wei jeder falsch schnauft und grad dös Bessa einziagt, iatz bleibt der Dreck über. Luftausbeutung durch falsche Atemtechnik. Mi wunderts, dass d'Menschheit überhaupt so lang daschnauft hat, ohne Ratgeber.

Oder Kindererziehung. Seit a paar hunderttausend Jahr wird dös wuidwest betriebm. Jeds erziagt seine Kinder ohne Plan und Konzept. Aber seits iatz an Erziehungsratgeber gibt, woaß ma, wia ma Kinder richti erziehen muaß. Da Geburtenratgeber is á a ganz a wichtige Gschicht. Ja, es hánd früaher á Kinder auf d'Welt kemma, aber wia. Praktisch ohne Anleitung, ohne Gebrauchsanweisung.

Ganz wichti is á da Verhaltensratgeber. Zum Beispui bein Reisn in an Zugabteil. Da sitzt dann in an andern Reisenden direkt gegnüber. Wia verhaltst di da? Wo schaust dö ganz Zeit hi. Schaust grad aus, hast ja dei Gegnüber direkt vor deiner und starrst das praktisch dö ganz Zeit an. Schaust unentwegt bein Fenster außi, kriagst a steifs Gnáck. Was soidst toa? Schlafatstoiln is á a so a Gschicht. Soidst a Gespräch anfanga? Wann ja, was für a Thema und wia fangst das an? Dann dös Problem mit dö Füaß. Wohi damit? Ament hat dei Gegnüber á recht lange Háxn, na dann erst. Dann muaßt deine Knia irgendwie mit dö Knia vo dein Wiesawie firanandschoibm. Lauter ungelöste Fragen, döst aber iatzt an „Verhaltensratgeber Zugabteil" beantwortet kriagst.

Oder Stichwort: Geh. Da liegt á nu vui im Argen. Jahrtausende is da Mensch falsch ganga. Iatzt schö langsam kimmt ma dank den „Fortbewegungsratgeber vom Piped zum Quadroped" dráf, dass mir im Grund gnuma Vierfüßler hánd. Natürlih hánd in dö Jahrtausende unserne Händt, dö ja ursprüngli Füaß gwön hánd, verkümmert und oiwei kürzer wordn, wei sö jeder gsagt hat, geht eh a so á an eahm selbm. Wannst iatzt mit offene Augn durö d'Landschaft gehst, dann siagst, dass do scho recht vui Leit den Ratgeber über s'richtige Geh glesn habm. Mir gehn wieder áf vier Füaß. Dö Walkingstecka gleichan den Längendefizit tadellos aus, so dass ma heint wieder gehn, wia ma vor a paar hundertausend Jahrn ganga hánd. Dös hama aber nöt grad an Fortbewegungsratgeber zon verdanga, sondern á dö Allradautos. Dö werdn ja á oiwei mehra. Und was d'Auto kinnan, ka da Mensch scho lang.

Schwierig wird dö Gschicht mit dö Ratgeber in an Wahljahr. Da tauchan áf oamoi a vier a fünf voschiedene Ratgeber zo oan Thema auf. Jede Partei hat an eigenen Ratgeber mit den Titel: „Wahlratgeber, so wähle ich richtig!" Drum wárs vielleicht nöt schlecht, wann amoi a Ratgeber außakám, der sö „Ratgeber zum richtigen Verstehn von Ratgebern nennat!"

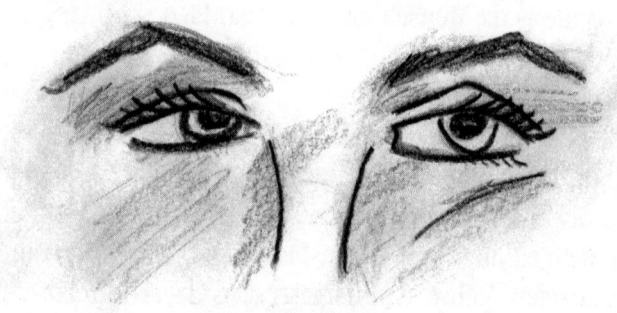

Jänner

Ja, s'Anfanga is oft nöt leicht
da Erscht sein ka á drucka
dös alt Jahr hat eahm „d'Sündn" beicht't
er soids a s'Lot iatzt rucka.

Er soid nöt z'kalt sei und nöt z'warm
nöt z'schwár und á nöt z'gring
er hat nix und is bettlarm
macht koane großn Sprüng.

Eiskalt is s'Gmüat, er ka nix gebm
sei Trámsáckl is láár
er geht ganz gspáchö durö s'Lebm
wart' áfn Februar.

Der und Die – Er und Sie

Gott sei Dank iss iazt so weit, dass ma oiss geschlechtsneutral ausspricht. Hat eh lang gnua dauert, bis sö dö Frauen da durchgsetzt habm. Aber iazt haut dös halbwegs hi. Fast in alle Bereiche gibt's zu da bisherigen männlichen Dominanz a weibliches Gegenstück. Christen und Christinnen, Fußgeher und Fußgeherinnen, Verkehrssünder und Verkehrssünderinnen, Mensch und Mensching. Da gibt's sogar nu an speziellen Ausdruck für a junge Frau: „Das Mensch". Da iss optimal: Der Mensch, die Mensching und das Mensch. Dös hat natürli á Auswirkungen auf dös „Mensch-ärgere-dich-nicht-Spui". Da braucht si d'Mensching iatzt überhaupt nimmer ärgern. Wia gsagt, im Humanbereich haut dös scho einigermaßen hi.

Aber bei da Tier- und Pflanzenwelt, da feits nu hausweit. Optimal glöst iss eigentli grad bei dö Bienen. Da regt sö neamt auf. Da gibt's a Königin und aus. Dös pásst. Aber dann gengan dö Probleme scho a. Bein Scher zum Beispui. Der Scher und die Schering. Den Begriff Chering gibt's zwar, aber dös is wieder was anders, zum Beispui Car-Chering. Dös kunnt á a motorisierter weiblicher Scher sein. Oder wannst an Scher Hochdeitsch aussprichst. Der Maulwurf, die Maulwürfing. Dös pásst nöt recht, dös klingt unterwürfig. Maulwürfing, da ghört was tan, da is Handlungsbedarf. Bei dö Katzn schauts scho wieder besser aus. Die Katze. Der Kater und die Kätering. Catering is nu dazua ganz aktuell, da gibt's koa Kritik. Ganz anders schauts bei dö Schmetterling aus. Der Schmetterling und die Schmetterlinging. Dös klingt nöt

guat. Bei da Vogelwelt is hübsch ausglicha. Die Schwalbe, der Sperling und die Sperlinging, die Drossel, der Star und die Staring, da kunnt ma nu vui aufzoin. A Hund fallt ma da spontan ein. Der Dobermann. Dös tuat weh und klingt á bled. Wann da wer vozoilt: „Mei Dobermann hat Junge kriagt!" Dös schreit ja direkt nah a „Doberfrau".
Bei dö Pflanzn iss á a so a Gschicht. Der Kaktus und die Kaktussi. Na ja, is á sehr gewagt. Oder bei dö Arbeitsbehilfsmittl. Die Schraubenmutter. Da frag a mö, warums nöt scho lang an Schraubenvater gibt. Schwierig wird's á bein Werkzeug. Die Beißzange, d'Beißzang, da findt ma bein bestn Willn koa männlichs Gegnstückl. Oder bei dö Redewendungen: „Die Dummheit", dö is eindeutig weiblich. Aber i moa, iazt tuat as geh, **der** Unsinn.

Februar

Min Schnee da hat er's und min Eis
an Scheiderstouß, denn nimmt a
oft is sei Westn nöt ganz weiß
wann d'Sunn scheint, dann dakimmt a.

Er is oft gar nöt zon vosteh
du woaßt nöt, was er mecht
dös oamoi tuat a da recht schö
dann is a grob und schlecht.

Da Fasching iss, der eahm minstriert
wei d'Máschkara mögn scherzn
wann s'Faschingfeier Aschn wird
rinnt Februar zon Märzn.

Máschkara = verkleidete, Masken tragende Personen

D'Fastnzeit

D'Fastnzeit hat ma früaher nia vui abgebm. Fastn, für was denn? Grad dá ma hintnah um dös hungriger is und erscht recht einhaut. Tuats eh, dass ma sö an Aschermittwoch und an Karfreida a so einschränkn muaß. Aber irgend a Opfer soid ma do bringa a da Fastnzeit. Oamoi hätt is probiert und ha ma vorgnumma, i trink dö ganz Fastnzeit koan Alkohol. Trunga ha i á wirkli koan, dafür hanö ma jedn zweitn Tag a Bowle hergricht't. I ha aber grad dö Fruchtbröckl gessn. Trunga hanös nia, da bin i hart bliebm. Dann hanö ma amoi vorgnumma, i tua dö ganz Fastnzeit nöt Fernsehn. Na dös erscht. Da bin i finanziell frei as Schleidern kemma, wei i dreimal a da Wocha as Kino ganga bi. Aber i has durchghaltn. I ha an Fernseher nöt oamoi aufdráht.

Aber iazt seit a paar Jahr ha i dös optimale Fastn entdeckt. Seits iazt a da Stadt den Mc Donalds gibt, tua a mi min Fastn ganz leicht. Dö bietn da a ganz a spezielle Nahrung an: „Fast Food". Dös is gar nöt so schlecht und ma bringt do a weng a Opfer mit den „Fast Food", mit dera Fastnspeis, wias auf Deitsch hoaßt. Und oan Vorteil hat dös „Fast Food" nu. Es siagt das neamd an, dasst fast'. Ganz an Gegnteil, du nimmst ganz schö zua. Und da deckt as sö wieder mit dem eigentlichen religiösen Sinn vom Fastn, wos do a da Bibel bei Matthäus 6,16 übers Fastn hoaßt, ma soid sös gar nöt ankenna lassn, dass ma fast'.

I moa hoid, da bi i mit meina „Fast Food"-Fasterei auf den richtign Weg. Wei ankenna, dass i fast', tuat ma dös wirkli neamt.

März

Scho bácherlwarm, wo d'Sunn ansteht
do hint ent nu da Schnee
dö erstn Bleami nebm da Gred
durt da alt Winter weh.

Da Märznkoda schleicht ums Eck
Bua, dára dö nöt beißt
von Kobö fliagt da Stárl weg
er hat an Kodan gneißt.

So schö wachst scho da Tag as Liacht
und s'Dahreanwasser tröpfit
was finster is und kalt, dös iacht
da Früahling hat mi gschöpfit.

Bácherlwarm = angenehm warm
Hint ent = rückseitig, nordseitig
Gred = Pflaster entlang des Hauses
Iacht = stört, behindert

s'Handy der neichn Generation

Mir hätts eh mei alts Handy á nu lang tan. Aber ma woaß eh, wias is. Dös Schenka auf Weihnachtn wird oiwei schwieriger. Geht uns eh alle zglei. Dö Mei woaß á überhaupt nimmer was s'ma jeds Jahr auf Weihnachtn schenka soid. Dö letztn Weihnachtn iss gwön. Da is untern Christbám für mi a mords Páckl glegn. "Ja was werd den geh da drinn sei", hanö ma denkt. "A so a Drumm Páckl!" Wia i aber nachn Auspacka dös mehra Styropor und Plastikgfrást auf d'Seit glegt ha, is vo den Geschenk grad nu a Fünftl überbliebm und dös is a Handy gwön. Ganz ebbs kloans. Frei zkloa für meine groußn Pratzn. "Da kimm i mit da Tástatur nöt dschmeißn", hanö gsagt, "da druck i geh wieder drei Tástn auf oamoi. Dös i ja nu a Drum kleaner wia mei alts und feigelt mö eh dös scho aso". Überhaupt soid ma dös Handy mit oaner Händt bediena, quási oahändi und da kimm i überhaupt nöt z'sam. Dö Mei hat mas glei ankennt, da i nöt recht begeistert gwön bi vo den Geschenk und is frei a weng eingschnappt gwön. Drum hanö hoid nah dö erstn kritischen Bemerkungen tan, wia wanns mö eh recht gfreiat. Sie hat ma á zon Vosteh göbm, dass a sö mit den Geschenk ganz schö in Unkostn gstürzt hat, "wei dös a Handy der neichn Generation is", hats gsagt. "Mit dem kannst á fotografiern", hats ma erklärt. "Ja, was den nu oiss", hanö ma denkt, ha ma aber mei Skepsis nöt ankenna lassn.

Dö nächstn Tág ha a mi notgedrungen mit den Handy beschäftign müaßn, ha d'Bedienungsanleitung studiert und s'Fotografiern probiert. Is gar nöt schlecht ganga und schö langsam is ma dös neich Handy direkt sympatisch wordn. Nu dazua bi i draufkemma, dass mei Frau á genau dös gleich hat. Dös is nämli a Weihnachtsangebot gwön. Kauf zwei, zahl eines. Drum is dös Páckl untern Christbám gar so upát gwön.

Der Umstand, dass mir zwoar gleiche Handys habm, hat natürli ganz neiche Möglichkeiten eröffnet. Ma ka nämli dö Aufnahmen, dö ma mit den neichen Handy macht, mir nix dir nix voschicka. Dös hat mi auf a paar guate Ideen bracht. Wann mi d'Frau iatzt as Einkaufm schickt, dann bi i praktisch ferngsteiert. Mit den neichn Handy gibt's koanö Unklarheitn nimmer. Dös is früaher eh oftmächti a Problem gwön. Da hats ma aufn Einkaufszettl 30 dag Jausn aufgschriebm. Oiss schö und guat. Aber was tuast denn a den Gschäft vor da Wurstvitrine mit dein weißn Zettl und den Kritzlat „30 dag Jausn", wann a fünf Meter lange Auswahl an voschiedene Wurstsortn da is, d'Verkäuferin fragt, was'd mechst und du kannst dö nöt entscheidn? I ka do zo da Verkäuferin nöt sagn, „i kriagat 30 dag Jausn!" 30 dag Jausn, dös is leicht gschriebm, aber d'Realität schaut anders aus. Du muaßt praktisch binnen Sekundtn a Entscheidung treffm und nu dazua in a ausgsprochanan Stresssituation. Wei hinter deiner gspürst den hoaßn Atem vo dö andern Kundschaftn an Gnáck, dö dös nöt akzeptiern, dass dö du nöt entscheidn kannst. Wurstvitrinen volangen Entscheidungsfreudigkeit. Früaher han i hoid irgend was gnuma, grad da i wieder weiter kemma bi. Dahoam hats dann meistens lange Gsichter gebm. „Lauter Káswurst bringt a hoam, wannst das eh woaßt, da dö außer dir neamt mag!" Aber dös is iatzt umi. Mit dem Handy der neichn Genaration gibt's dös nimmer. Da geh i zerscht scho amoi langsam vobei und fotografier dö Gschicht. Oa Foto von Aufschnitt, oans von Schinken, Káswurst is ausgsprocha fotogen und dann nu a paar Fotos von Fleisch. Dann ruaf i sie an und schick ihr dö Fotos. Glei drauf kriag i dann vo ihra dö Bestätigung, was i nehma derf und was nöt. Hie und da ordnets á an, dass i vo den und den Fleisch a gscheidö Nahaufnahme macha soid, dass sie's siagt, obs eh schö durchzogn is. Bei dö Nahaufnahmen muaß ma aber aufpássn, wei da kanns pássiern, da auf Grund der aufsteigenden Kaltluft d'Linsn anlauft und dann wird d'Aufnahme unscharf. Nu dazua sehgn's dö Vokäuferinnen nöt gar so gern, wann ma oiwei a da Nähe vo den Wurstzeig umanand kreböt.

A bei dö andern Lebensmittl gibt's mit den Handy der neichn Generation koane Unklarheitn nimmer. Im Zweifelsfall a Foto gschickt und der Kás is gspitzt.

I ha dös neich Handy á recht gern as Wirtshaus mit. Wei da iss á oft aso, da ma sö rechtfertign muaß. Überhaupt wann ma bein Furtgeh sagt, ma is eh glei wieder da und dann dauerts do a weng länger. Vielleicht zahlt oaner an Liter Wein, da ka ma á nöt oafach davorenna. Früaher, wann ma sie rechtö Vorwürfe gmacht hat, hanö hoid gsagt, i ha nöt doin kinnt von Stammtisch, wei i ganz hibei gsessn bi. Dös hats ma nia glaubt, obwohls a paar Mal wirkli gstimmt hat. Na und heint? Wann mö ums Länger-bleibm plangt, sitz a mi bein Stammtisch ganz zui, bstoi an Liter Wein und bitt an Wirt, dára den ganzn Stammtisch fotografiert. Dann ruaf i sie an und schick ihr dös Foto und erklär ihr dö Situation. „Es is ma eh ganz zwider", sag i gern, „aber siagst das eh, es gibt koa Doikemma!" Dös hat oiwei recht guat funktioniert, dank dem Handy der neichn Generation.

Grad iatzt vor a paar Wocha, i bi wieder recht guat gsessn und scho vo Mittag weg nimmer dahoam gwön, is ma mein Plan nimmer ganz aufganga. Auf Mitternacht is's scho zuaganga und dö Látschn Wein aufm Tisch hat nu weiter ghert. Heint is sie gwiss nu auf, hanö ma denkt, wei an Fernsehn a Monumentalfuim is, der guating bis Mitternacht dauert. „Geh, lassts mi ganz as Eck zui", hanö zo meinö Spezln gsagt, „i ha an Fototermin!" Da Wirt hat sö á glei auskennt und hat a stimmungsvoils Foto von Stammtisch und den Haufm Weinglásl gmacht. Dann hanö, wia oiwei angruafm, kurz erklärt, dass i eh scho so gern hoam gáng, aber s'Doinkemma unmögli is und zon Beweis mit mein Handy der neichn Generation á dös pássende Foto dazuagschickt. Sie hat nöt vui gsagt, i moa, dass scho gschlafm hat vorn Fernseher, wei gar so freindli hats nöt klunga.

„Soda, dös wár erledigt", hanö gsagt und ha mit meine Stammtischbrüader auf dö Technik und s'Handy der neichn Generation angstoßn. Da kriag i auf oamoi an Anruaf. Vo dahoam is a gwön, vo da Frau. A Foto hats ma gschickt. Zerscht hätt is bald nöt kennt, was dös sei soid, aber dann bi i scho draufkemma. Sie hat ma a Aufnahme vo unserer Sunnbänk gschickt, auf der mein Tuchert und mein Polster guat zon sehgn gwön hánd. Sie hat ma praktisch d'Sunnbänk aufg'bett. Alle habm glacht, alle außer mir. A Handy der neichn Generation hat á seine Nachteile. Überhaupt, wann sie dahoam vo da altn Generation is.

Krewöt (von Kralle) = mit den Fingern alles berührt

April

So launenhaft kimmt a daher
und pátzi is sei Röd
sei Auftretn is a Malheur
koan Schama kennt a nöt.

Er trátzt und feigelt hint und vorn
als wár s'Lebm grad a Gspoaß
hat s'Gspür für s'Einschenga volorn
auf eahm is gar neamt hoaß.

Und do, mir gáng der Láckl a(b)
sei Gfriß und seine Fáxn
i trag eahm s'Launisein nöt nah
renn auf dö gleichn Háxn.

Trátzt, trátzn = reizen, sekkieren, necken, ärgern

Pisa

Dö Pisastudie dö geht ma scho gscheit an Kopf umanand. Da háma wirkli nöt máchti ausgstiegn, wann ma a dö so genannten Expertn glaubm derf. I glaub eahs eh nöt. So Sachan hats ja do früaher á gebm, dass da a Handwerker a paar Stundtn zvui aufgschriebm hat. A eindeutigs Pisasyndrom. Er hat sö hoid bein Rechna a weng schwár tan. D'Wirt hánd guate Rechna. Dös hört ma oiwei wieder amoi, da wer sagt: „ Der hat d'Rechnung ohne Wirt gmacht!" Hätt as min Wirt gmacht, hätts pásst. Da brauch i nöt oiwei glei vo Pisa vozoin, wann sö wo wer vorechnt. Oder wannst von Wirtshaus hoamfahrst und hast a Halbö zvui trunga und d'Polizei kontrolliert dö und nimmt da an Führerschein, wia oft hört ma da: „Mit den ha i nöt grechnt!" A Pisasyndrom.

Oder wannst da vo wem a kloane Gfälligkeit erwartst, dö dann nöt kimmt, da hoaßts ja do á glei: „A, der schreibt sö nöt a so!" Dös hánd dö, wos bei da Rechtschreibung hápert.

I frag mi überhaupt, wos dös d'Italiener angeht, wie mia rechnan oder schreibm und was mir für Allgemeinbildung habm. Pisastudie. Pisa, da denk i auf unsern letztn Ausflug min Stammtisch. Da háma a Toskána gfahrn, mit an Bus. Na und da háma áf Pisa á hikemma. Da ha i ma wirkli denkt, dö habms grad nout, dass über andere Studien machan. Da mua i nu oiwei aufm Kampö Lois denga. Da Lois is a Maurer. Aber a eigfleischter. A berufener. Der hat überall d'Wasserwaag mit. So wia unser oana s'Handy oder an Fotoapparat, hat da Lois d'Wasserwaag mit. Er hat da direkt a so a kloanö Reisewasserwaag. Ja was ma da scho oft glacht habm. Dös Erscht, wann a in a Zimmer einkimmt, wo ma übernachtn, is dös, dára schaut, ob eh ois a da Waag is. Den ganzn Tag teifit a mit da Wasserwaag umanand. Na und wia ma da z'Pisa umanand grennt hán auf da Suche nah an gscheidn Wirtshaus, wo's á a Bier gibt, wei d' Führung hat ja sowieso neamt interessiert, da kemmáma bei an Bauwerk vobei, bei a so an baufällign Turm. Da is da Lois aufganga. „Schauts enk amoi so was an", hat a gsagt, „da feits ja do zweit, wia der Turm elendi dahängt. Da brauch i koa Waag, dass i dös siag, dass der schief steht". Da is a glei zuiteiföt, da Lois, mit seiner Wasserwaag und hats anghaltn. „Ja Pfüat di God", hat a gsagt, „da feits ja áf d'Waagläng um a halberts Wasser. Dös macht da Putz á nimmer recht!" Weiter is a nöt kemma, wei na glei a paar so uniformierte Kundtn dannergstaubt habm. Aber recht hat a da Lois. Dö z'Pisa unt kinnan nöt amoi an Turm grad aufmauern, aber über unser Lernverhaltn machans Studien und unterstoilln uns, mir hättn koa Allgemeinbildung. Na dank schö.

Gewalt in der Sprache

Schlagzeiln
Stichwort
Komma

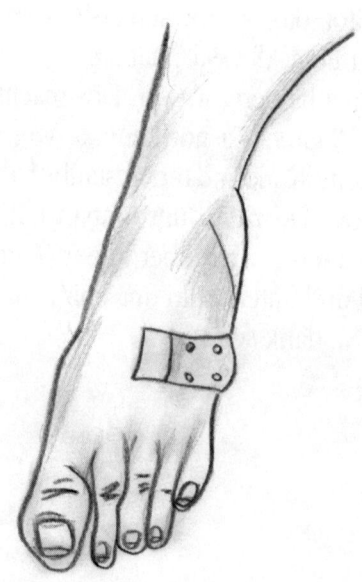

Studie Pisa

Mir hánd ja dö Nation, dö nöt lesen und schreibm kann, von Rechna ganz zu schweign. Zumindest laut der so genanntn Pisa-Studie. Müa müaßn uns wirkli was einfalln lassn. Unser Nachwuchs kann überhaupt nix mehr. A so a Oajähriger, der müassat do a da Lage sein, dass a zumindest Zahln kennt. Ma woaß ja eh, wia dös a da Praxis ablauft. Da tuat man auf d'Nacht zui a Gehschui ein, wei ma hoid, wann ma vo da Arbeit hoamkimmt, á amoi a weng a Ruah habm mecht und dann ránt sö koans mehr drum. D'Fernsehfernbedienung hat a zquerö, aber er ka dö Zahln nöt lesn und druckt oafach bled umanand. Iatzt hört a a den Sender an Wortfetzn und a den andern a paar Bráchter und überall a weng was, aber nix Zusammenhängendes. Wia soid a söchas s'Redn lerna. Wann a Zahln scho kennat, kunnt a sö gezielt an wertvolla Fuim aussuacha. Da brauchi dann grad nu sagn: „Tu Fünfer drücken" und scho hät a an Fuim, derna intressiert. Gibt do eh so guate Vorabendserien. Zum Beispui „Reich und schön", oder „Schmeckt nicht, gibt's nicht", a ganz a wertvolle Sendung gegns Hoagli-sein. Oder „Gute Zeiten, schlechte Zeiten", a Vorbereitung aufs Schuigeh.
Na, mir hánd scho selber schuid, dá ma bei dera Pisastudie so schlecht abgschnittn habm. Na und iazt machans wieder a so a halbherzige Gschicht. Öffnung der Kindergärten für unter Dreijährige. Wann i scho a so a Erziehungsreform angeh, dann ghörts glei gscheit gmacht. Dö ghörn glei nah da Geburt an Kindergartn. I moa a paar Tag kann mas a dö Eltern scho lassn, es geht

ja á ums gegnseitige Kennenlerna, aber dann ghörns weg. D'Natur macht uns as eh so schö vor. Da Kuckuck zum Beispui, der legt seine Oar in fremde Nester ein und is dahi. Er gibt sein Nachwuchs praktisch scho vor da Geburt in a so an Art Hort und macht sö ausn Staub. Weira sö hoid á sagt, es gibt was Wichtigers, wia dá i den ganzn Tag hinter dö Kinder nache tret. Aber dös funktioniert. Da jung Kuckuck kimt draus. Der behaupt sö scho bei seine Adoptiveltern, der druckt dö andern Voglkinder ausn Nest außi. Da kennt a nix. Dös is a gscheide Vorbereitung auf s'Lebm.

Na, und den altn Kuckuck bleibt dadurch da ganz Erziehungsstress erspart und er is oiwei guat aufglegt. A aller Früah hört man scho: „Kuckuck, kuckuck!" Er ka seine Hobbys nahgeh. Da Kuckuck is a richtiger Freizeitvogl, a Wellnessgleiter. Und trotzdem is á sein Nachwuchs auf Zack. Dös „Kuckuck" klingt oiwei z'glei. Da stottert koana, dö hánd perfekt. Da kannst scho a Pisastudie macha bei dö Kuckuck, da is oana wia da ander. Weis oafach d'Erziehung a dö Fachleit, kama nöt sagn, a dö Fachvögl überlassn. Drum sag i oiwei, nehmáma uns a Beispui a da Natur, dann kinna ma dö Pisa-Studie bald vogessn.

Zquerö = er verfügt darüber

Mai

Schnauf durch und gspür den Rosnduft
und hör dös hoamli Singa
es liegt a Tanzn a da Luft
a: „Über Gráberl springa".

Koa anderna is so voliabt
mit ganzn Herz dabei
koa Himmi is so ungetrüabt
wia s'Firmament an Mai.

Mit lauter Tanzn, tanzn d'Leit
an Blüah und Liacht vobei
a Turmuhr schlagt a neiche Zeit:
Weit z'schnell vogeht da Mai.

Früahlingsmorgen

Reich wáma
jedn Tag a da Früah
singans für uns
aber mia schlafm.

Arm háma
jedn Tag a da Früah
los ma zua
vorn Radio.

Verdreht

D'Menschheit wird á nimmer gscheider. Wannst d'Leit a so beobachtst, dann denkst da dein Teil. Geh i da dös nächst duri a so a Lebensmittlgschäft. A weng a Obst woit i ma kaufm. Na, und wia i da grad a so umanand suach und vo dö Öpfi a weng oa einsáckelt und um a paar Kiwi glang, da fallt mei Blick áf d'Bananen. Söchanö brauch i á nu. A ganze Zeiln is anbotn wordn. Bei oana Sortn is a mords grouß Táferl drüber ghängt und da is auf Englisch, heint muaß ja oiss englisch sein, obm gstandtn: „Fair trade!" und dö hánd uma schöns Drumm teiriger gwön. Dass so vodráhte Bananen gibt, dös werd scho sein. Aber dass i sowas á nu grouß ankündig, „verdreht" auffischreib und fast dös Doppelte verlang, da hört a sö auf. Ma hat eahs zwoa auf den erstn Blick nöt angsehn, aber bei Gaudi werdns dös „verdreht" á nöt auffi schreibm. Es isst ja do s'Aug á mit. Du beißt ja do in aso a vodráhte Banane nöt mit den Appetit ein.
Trotzdem werdns vo dö Leit kauft. Da kannst grad nu an Kopf beitln. Dös is ja do a Frechheit. Wann a Banane scho vodráht is, mir sagatn vokrüppöt und dann volang i á nu mehra, da hörts a sö auf.

D'Eismanner

Kám moanst da Winter is dáhi
du fahrst min Rádl, statt dö Schi
kám moanst da holde Mai is da
da beidelts dö scho wieder ab.

Schuid hánd drei Herrn, so Mitte Mai
a Frau is á recht gern dabei
sö zkriagn sö nöt, so wia i hoff
drei Eismanner und dö kalt Sof'.

In letzter Zeit hat sö was tan
d'Eismanner kemman öfter an
i sagat frei jedn zweitn Tag
hast mit dö Eismanner dei Plag.

Dö Eismanner gebm nia a Ruah
und hánd den ganzn Tag auf Tour
min Auto fahrns vo Haus zu Haus
und preisen eahnre Sachan aus.

A Essn, meistens schockgefrorn
dös bietens an, auf eahnre Tourn
so schauns bei eahnra Kundschaft nah
und sagn: „Dö Eismanner hánd da!"

Ja, Pankraz, Servaz, Bonivaz,
wanns a so weitergeht, dann hát's
in Zukunft nimmer recht im Trend
enk hat wer andrer d'Reib abgrennt.

Traumjob

I ha mi iatzt beruflich verändert. I has eh scho oiwei an Sinn ghabt, dass i amoi was anders anreiß und iatzt hats grad pásst, wei dö Stoill als Stáplerfahrer frei wordn is. Iatzt hanö mi beworbn und glei hats pásst. An Stáplerführerschein hanö eh scho ghabt, so dass i dem Anforderungsprofil perfekt entsprocha ha. Bei dera neichn Firma iss iatzt scho ganz was anders. I bi recht beliabt a den neichn Betrieb. Wann mi wer braucht, wei irgendwo was zon Aber- oder Auffihebm is min Stápler, kimm i sofort. Da lass i oiss liegn und steh und ruck an. Dös hat mein Vorgänger angebli nöt tan. Den habms oiwei bittn und bettln müaßn. Dös gibts bei mir nöt. I kimm, wanns a weng geht, glei. Glei-tende Arbeitszeit nennan dös meine Kollegn. Du kimmst oiwei glei sagns. Du praktizierst dö Glei-tende Arbeitszeit. Ja gfreit oan á, dass dös a weng gschätzt wird.

Überhaupt iss vui besser wordn fia mi. A Dienstfahrzeig habms ma á zur Verfügung gstoillt. Ja i derf min Stápler hoam fahrn und a da Früah wieder a d'Arbeit. Is á nöt selbstverständli, dass da dös a Firma anbiet't. Ma spart sö do s'Benzingeld. Dös iss ma scho wert, dass i a Dreiviertelstund früher aufsteh mua, wei ja da Stápler do grad 8 km/h schnell geht. „Aber dafür ka i nöt as Rádar einfahrn", sag i oiwei, wann mi wer bled anredt, wegn mein „Firmenauto". Na, und wann i an Hoamfoahrn hier und da bein Wirt einkehr mit mein Stápler, gibt's á koane Probleme. Früher, dawei i nu min Auto gfahrn bi, habms mi öfter zfleiß so bled vostoilt, dass i sei Lebta nöt hoamfahrn kinna ha. Aber dös hanö er min Stápler schnell abgwehnt. Dös habms oamoi probiert und seither nimmer. Wei dös Auto, was mi vostoillt hat, hanö min Stápler oafach auf Terrássn auffighebt. Da háns dann daherkemma und habmd bitt und bettlt, dass i's wieder aberheb. Seither nennans mi oiwei an „Hochstápler". Ja ja, mei Ansehgn is gstiegn mit den neichn Beruf. I trám a dö mehran Náchtn von Stáplerfahrn. Es is wirkli a Traumjob.

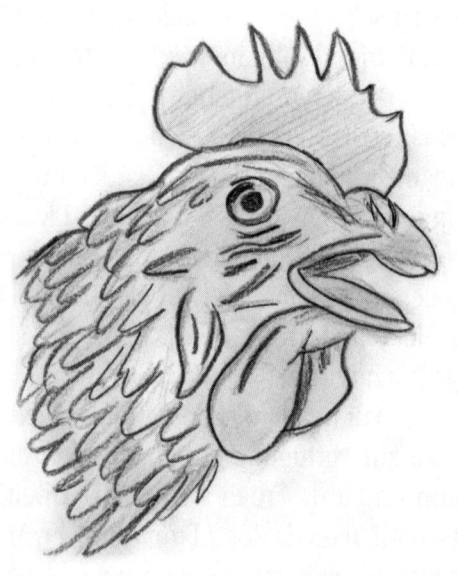

Juni

Iatzt is dö Zeit, wosd d'Liachtn gspürst
und d'Felder hifia ruckan
iatzt is dö Stund, wo s'Lebm di grüaßt
und wo dö d'Hausschuah druckan.

Mechst barfuaß geh an Wiesengrund
und über s'Feier springa
a langer Tag, a kurze Stund
wer soid an Summer bringa?

Mit Schwarzbeerbless und Herzkerschbám
da gábs á gnua zon Essn
so trám ihn hoid, mein Junitrám
ha Stund und Zeit vogessn.

Schwarzbeerbless = Blöße, Schlag,
Waldlichtung, wo Heidelbeeren gut gedeihen

Sunnawendn

D'Hälfte is umi
fort und dáhi
nimmer zon glanga
grad Fántasie.

s'Fássl dös Oacha
unter da Rearn
werd geh sche langsam
zon Übergeh werdn.

Grad da stád Wind
über Bámsoatn streicht
d'Hälfti is umi
kimmt dö ander vielleicht …

Über s'Sitzn und s'Essn

Kám, dass Temperaturn an Früahling wieder aweng ansteign, schiaßn á scho a Unzahl Festl und Frühschoppm ausn Bodn. Fast jeder Verein fuiht sö berufm und organisiert irgend a weng a Spektákl. D'Vereine soid ma unterstützn, da gibts nix a. I geh á ganz gern hi zo dö Veranstaltungen, aber es is jedsmoi a Prozedur. Jeder Veranstalter schaut natürlih, dass a so vui Leit wia mögli einbringt a sein Veranstaltungsgebäude. D'Feierwehr pfercht alle as Zeighaus ein, d'Musi geht irgendwo in a ausgrämte Wagnhüttn und wann scho a größers Zelt aufgstoid wird, dann macht der betreffende Verein so vui Werbung, dass da Platz wieder hint und vorn zweng is. Natürli wird á versuacht, so vui Biertischgarniturn einzbringa, wias grad geht. Oft háns so eng gstoid, dass a klássische Kellnerin, oane dö á a weng was auf d'Waag bringt, nimmer duri ka. Da kemman dann Kellnerinnen der neichn Generation zon Einsatz, dö zwar einigermaßn gschlingö hánd, aber nöt mehra wia zwoa Halbö tragn kinnan, weil's auf Grund vo den gringa Rahmenbau bei weitn nöt dö Nutzlast vo dö klássischn habm. Dös macht sö natürli durch längere Wartezeitn bemerkbar. Hánd iazt aber dö Gáng zwischn dö oanzelna Gárniturn scho so eng, dann gibt's zwischn Bänk und Bänk práktisch überhaupt koa Spázi nimmer. Wann dö Bänk hinter dir nu láár is, geht's einigermaßn. Da kannst dö gscheit hi sitzn und hoffm, dass der kommende Rückennachbar nöt Konfektionsgröß XXL hat. Wei sunst wird's kritisch. Taucht dann tatsächli a so a Exemplar auf, hoaßts aufpássn. Erfahrungsgemäß gehnt söchanö Leit relativ rücksichtslos vor. Schickt sö so oaner an, dára sö genau hinter dir niederlasst, dann tuat a meistens nöt lang um. Er sitzt sö oafach nieder, hat aber auf seiner schmoin Bänk bei weitn nöt Platz. Auf Grund seines gesegnetn Hinterteils kimmts, dawei a sö niedersitzt, zon erstn Kontakt scho kurz unterhoi dein Hals. A so zwängt a sö nieder, dawei sei Hosnbodn nah dein Ruckn oistroaft. Auf Grund vo da Keilwirkung und wei eahm mehra Másse zur Verfügung steht, schiabt a dö iazt a schöns Drum virö, Richtung Tisch, so dass zwischn Biertischkántn und sein Allerwertestn einzwickt bist. An Tisch kannst aber nimmer doischiabm, wei vo da entern Seit a Gegndruck da is. Dös mag i eh scho nöt, wann i bei wem ansteh. Nu dazua geht's so warm tana davo und jedsmoi wann a lacht, beidelts dö her, dasst frei nimmer trinka kannst. A so hängst iazt da, ringst frei a weng nah Luft, weil sö dö Biertischkántn a dein Magngruabm eindruckt und genau iazt kimmt dei Hendl. Links und rechts vo dir essens scho und rennan da d'Ellbogn a d'Rippm. Mit eng am Körper anglegte Arm fangst iatzt du zon Essn an auf den schmoin Tischerl. Und wei dö der, hinter deiner so weit virö gschobm hat, teiföts bein Abfisln min Kopf fast mit dein Gegnüber z'sam, dens á nöt besser geht, wei ra á a so an Wuchtign hinter eahm hat. Unter da Tischplattn findt währenddessen da vosteckte Kampf Fuaß gegn Fuaß statt, wei dein Gegnüber á nimmer woaß, wo er d'Füaß hitoa soid. I kimm á recht gern a so zum Sitzn, dass i dö eisner Biertischháxn zwischn dö Füaß ha, was a zusätzlichs Martyrium bedeit't.

Voschärft wird dös Ganz, wann da Humorist vorn auf da Bühne auf oamoi auf dö Idee kimmt, dass gschunkelt ghört. Nu dazua, wann der hinter deiner min Essn scho ferti is und mittuat. Da hast dann direkt z'toan, dasst bein Hendlabfisln nöt danöbm beißt, wei dö den sein Hinterteil automatisch an Takt mitnimmt. Is dö Prozedur dann endli überstandtn und d'Musi macht a kloane Pause, schwirrn d'Kellnerinnen aus a s'Hendlabkássiern. Der hinter deiner hat s'Briaftáschl a da Gesäßtaschn drinn, mechts iatz außertoa, kimmt aber, auf Grund vo den enga Sitzn, nöt a sein Hosnsack ein, sondern fahrt mit seiner Händt zwischn deiner Hosn und Unterhosn oi. Unglücklicher Weise vohängt a sö bein ruckartign Zruckziagn mit seiner Uhr á nu bei dein Hosnream, nágert und reißt umanand, dass dös halbert Bierzelt aufmerksam wird. Spätestens iatzt hast du gnua, zahlst und schickst di zon Hoamgeh. Kám erhebst dö aber vo dein unbequema Sitz, schnoid á scho der z'sampresst Hinterteil vo dein Rucknnachbar wia a Airbag danna und bedeckt dö Bänk, wost du grad nu gsessn bist, zur Gänze. Fast zeitgleich ruckt á da Biertisch, auf Grund vo dö oanseitig wirkenden Kräfte, a Stückl uma und erschwert da s'Doigeh. Vo obm bis unt daschmiert vo der Hendlessnsprozetur, halberts derrisch vo da Musi, voschwitzt und gránti endt dann meistens so a Fest.

Woiknpoilster

Es tragt a weiter Himmi
Nout, Elend, Glücklisein
as warme Sunnliacht ein
auf Woiknpoilster.

Und bei den Tragnwerdn nimm i
dös Gwicht vo da nöt mit
und d'Weisheit vo an Kid
dö hoilst da.

Von Messn, Volksfester und Ausstellungen

Obwoi ma sö a da Regl eh ärgern muaß, moant ma do es gáng oan was a, wann ma nöt hikám. I moa iazt dö diversen Volksfester, Messn und andere Ausstellungen. Angeh tuats scho bein Párkplatz. A oa, zwoa Kilometer weg vo dem eigentlichn Ereignis hánd meistns auf a groußn Wies Párkmöglichkeitn. Is s'Wetter schö, geht's einigermaßn und du kriagst um deine 4, 5 Euro an Platz zuagwiesn, wost sage und schreibe, bis daßt hoamfahrst, stehbleibm derfst. Wanns regnt iss á dös Gleich, grad mit den Unterschied, dasst bein Aussteign frei Gummistiefö brauchats und dasst da zuaschau derfst, dass dö bein Doingeh nöt schmeißt.

Wei aber dö mehran koanö Gummistiefö mithabm, wäschlns hoid mit dö frischputztn Halbschuah durö den Lettn, dass bei jedn Schritt grad a so saugötzt und d'Stöcklschuah vo dö Weiberleit oi Dámlang an Dreck stöcka bleibm. Hast dann endli wieder an festn Grund untern Füaßn, wannst also dö befestigt Teerstraß erreicht hast, steht scho oaner da und halt da a Autoshampoo und a Politur unter d'Nasn. Dös is ganz was Bessers, sagt a, a Weltneuheit, dös grad bei eahm gibt. Vo an Messerabatt vozoiht a da und dasst, wannst glei dös grouß Gesamtpaket nimmst, an Fliagndreckvonichter grátis dazua kriagst. Nachdem ma aber um dö Zeit nervlich nu relativ unverbraucht is, widersteht ma der Autoshampooversuchung und macht sö aufn Weg zu dem eigentlichn Messegelände.

Durön Eintritt wird s'Geldtáschl wieder um einiges erleichtert, aber zumindest is ma iazt amoi drinn und geht erwartungsvoll dahi. I suach ma meistens an Tag aus, wo erfahrungsgemäß wenger Leit hánd, dá i ma oiss in Ruhe anschau ka. Dös birgt aber á Gefahren in sich. Hánd nämli wenger Besucher da, hánd dö Aussteller und Prospektvoteiler so zuadringlö, wia d'Woissn bein Schaumrollnessn. Vo oi Seitn haltens da Zettln entgegn oder mechtn da sunst irgendwas andráh. Wannst genau a da Mitt vo dö Gehstraßn dahimaschierst, geht's einiger Maßn. Wias dö aber a weng áf d'Seit dráhst, dasst also eher links oder rechts gehst, habms dö scho. Oana schreit dö an, ob a da d'Schuah putzn derf mit den neichn Wundermittl. Dös pásst ganz guat, weis vo den dreckign Párkplatz sauber mitgnumma ausschaun. Freili, er mecht da natürli á was vokaufm, aber den kannst mit der Feststellung, „i kimm später nu amoi vobei, sunst muaß is dö ganz Zeit umanand tragn", auskemma. Bei dö Stándl, wo's an Kás oder a Gselchts zon Vokaufm habm, geh i meistens öfter vobei. Da lassns da oiwei a paar so Happm probiern und wannst a siebm- a achtmal vobeiganga bist, hast meistens gnua und du bist gfuadert. Da kannst da dös teuer Mittagessn sparn. Ma muaßs hoid a weng gschickt macha. Wannst a Brillnträger bist und an Huat aufhast, kannst dei Äußeres oiwei wieder a weng voändern, dann fallts nöt auf. Wichti iss, dasst zwischndurch oiwei wieder a fünf bis zehn Minutn wartst, bevorst wieder higehst. Dös is á von gesundheitlichen Standpunkt aus recht sinnvoi. Ma lest's ja eh oiwei wieder, dass ma langsam essn soid.

Gewinnspiele gábs á jede Menge, aber a dö weich i aus, wei i dös Zettlausfuiln überhaupt nöt mag. Irgend a Tageszeitung mit a Sonderreportage über dö eben stattfindende Mess wird oan fast oiwei mit sanfter Gewalt aufdrängt und a kloanö Tássn Probekaffee bei an Dritteweltständl dawischt ma meistens á irgendwo. Aso bringt ma sö ganz schö durö. Wannst als Mann alloa unterwegs bist, hánd hoid dö Parfümvokäuferinnen recht aufdringlö. „A Eau de Toilette für d'Gattin", redns dö a und so schnell kannst gar nöt schau, spritzns da scho dös penetrant schmöckadö Zeig auffi. Und wei dös do ganz fesche Weiberleit hánd, dö oan da umwerbm, iatzt bleibt ma á amoi ganz gern steh und lasst sö a weng einschmiern oder min Parfüm anspritzn. Freili kriagst dann so vui Düfte z'samm, dasst a ganze Woikn mitschleppst. Wann i amoi a paar Stund unterwegs bi in so a Mess, hanö meistens gnua und mach mi aufn Hoamweg. Wieder wirst bein Parkplatz vo den Autoshampooverkäufer angredt, iatzt gábs zo den Fliagndreckvonichter á nu an biologisch abbaubaren Muckenabweiser dazua und überhaupt is iazt dös Gesamtpaket um zwoa Euro billiger wordn.

s'Renga hats aufghert aber drecki iss oiwei nu. Dö frisch putztn Schuah werdn scho wieder drecki, aber nu amoi zruckgeh as Putzn lassn, steht nöt dafia. s'Auto is frei nimma zon kenna, wei rundumadum Werbeprospekte eigsteckt hánd. Sogar von Auspuff schaut a greana Zettl außa, mit an Hinweis auf an günstign Rußpartiklfilter. Nachdem i rundumadum dös Zettlzeig abertan ha, fahr i recht müad und ausglaugt hoam.

Mit a Papiertaschn voi Schaumrolln a da Händt, tritt i meiner Frau entgegn. Aber sie hat koa rechte Freid und unterstoid ma gar, dö Schaumrolln hánd grad a Gewissnsberuhigung für mi. Dauernd trets um mi umi, halt d'Nasn zuwa und beschuldigt mi eiskalt, i hätt mi mit oaner umanandtriebm. „Fia bled brauchst mi nöt anschau", sagts, „i schmeck do an Parfüm. I wendt mei letzte Energie auf und versuach mi zon rechtfertign. Ganz glaubt hats mas bis heint nu nöt.

Lettn = Morast, Lehmboden
Saugötzt = Trittgeräusch auf sumpfigem Untergrund
Woissn = Wespen

Juli

Ois wia a Schmetterling so gring
steht d'Luft um d'Mittagszeit
troadschwanger liegt da goida Ring
zon Anstecka bereit.

Scho greifn Summerhändt ums Brout
auf windvospuidö Fleckl
scho schlagt a schwárer Dreschertoud
von Haim an Körnerdeckl.

A Früahlingstund is in eahm gfangt
vo Erdn und Sunnliacht zeitigt
i ha um d'Schnittersichl glangt
und s'Lebn von Toud voteidigt.

Da rund Geburtstag

Wannst dö du heint lebensaltermäßig in an Rundn näherst, seis iazt da Vierz'ger, da Fufz'ger, da Sechz'ger, oder oana weida obm, dann is dös jeds Mal mit an mords Stress verbunden. Monate, wann nöt Jahre vorher kannst da scho oiwei dös Grödat anhörn: „Gey, du hast iazt bald an Rundn", oder „Wird's geh grouß zon feiern bei dir!" Dö, dö oider hánd wia du, begrüaßn dö mit: „Willkommen im Club der Uhus, der unter 100-Jährigen oder wia dö Sprüachal alle hoaßn. Dö andern, dö jünger hánd, lästern a weng und fragen dö scheinheili, obs da über d'Straß helfm soin. Dö oan sagn, wanns zo dir kemman: „Was du feierst an Sechz'ger, dir náhm i do locker an Fufz'ger ab!" Wannst nöt dabei bist, klingts meistens eh ganz anders: „Was, der is erst Sechzgi, den hätt i scho fia weit oida angschaut.

A so a runda Geburtstag is oiwei Aufregung pur. A da Früah geht's scho an. Du traust da gar nöt ausn Fenster schau, wei bestimmt a ausgstopfte Gestalt auf da Sunnbänk sitzt, dö di darstoin soid. Irgendwie hánd deine so genannten Freunde zo an charakteristischen Gwand vo dir kemma, dös mit Stráh ausgstopft habm und a so gnockst iazt so hablusti da, a Fláschl Bier a da Händt und a Táferl umghängt mit da Aufschrift: „Sist wirklich war, bin 60 Jahr!" Nu dazua habms so vui Stráh eigschoppt, dasst dö hoamli fragst: „Bi i wirkli so dick?" Kám sitzt dann bein Fruahstück, kimmt scho da nächste Schock. A da vorletztn Seit vo deiner Tageszeitung entdeckst a Foto vo dir, wost dö frei selbm nöt kennst, so alt is's scho und drunter steht der holprige Vers: „Das hättest du wohl nicht gedacht, dass du heute aus der Zeitung lachst!". Dir is aber s'Lacha eh scho voganga, weist dauernd zon Telefon renna muaßt, Glückwünsche und guate Ratschläg entgegnnehma: „Generell a weng nahlassn, nöt z'fett essn, sunst geht's da wia den und den, dran denga, dasst nimmer Zwanzgi bist, oiss wia wannst dös nöt selbm wissatst, und mach das fei recht gmüatli heint, vomeid an Stress, den hast eh sunst oiwei und lass di nöt aus da Ruah bringa". Inzwischn is da da Kaffee kalt wordn und d'Marmaládsemmö schmeckt da á nimmer, wei dö da Butter a den Ratschlag zwegnan fettn Essn erinnert. Dann derfst eh zon Zeig schau, dasst was ausrichst, wei auf d'Nacht kemman ja 100 Leit as Geburtstagfeiern. Hoffentli halts Wetter, dasst an Gartn feiern kannst und nöt Garáge á nu ausráma muaßt. Inzwischn, daweist dö Vorbereitungen für auf d'Nacht triafst, leit't oi 5 Minutn s'Telefon und du hetzt grad nu hin und her dö Glückwünsche entgegnznehma, dö oiwei mit: „Lass das fei guat geh heint", enden.

Weit z'schnell wird's auf d'Nacht, du stehst nu unter da Brausn, da kemman scho dö erstn Gäste. „Wo is denn s'Geburtstagskind, hörst das vo draußt einer, daweist dö du schnell anlegst und scheinbar ganz ruhig außakimmst.

Sofort streckan sö dir a haufm Händt entgegn, dö da gratuliern und auf d'Schulter klopfm. A paar Weiberleit bussln dö a und a paar so beakátö Kuntn haunt da oane an Bugl ein, da da frei d'Luft wegbleibt und fragen dö, wia ma sö mit Sechzge fuilt. Oiwei mehra Gäste kemman und mechtn mit dir anstoßn oder a Begrüßungsstámperl tringa. Nebmbei soidst á dö Unzahl Páckl auspacka, wei alle mechtn wissen, was drinn is. Do dö Geschenke gfrein dö nöt wirkli. Du woaßt das nöt recht, hánd dös Juxgeschenke oder iss eah ernst damit.

A Bluatdruckmesser, a Büachl mit den Titl: „Wir über Fünfzig", Gutscheine für s'Bualecitin, Kukidenttablettn, obwoist eh nu deine eigna Zähnt hast. An psychologischn Ratgeber mit den Titl: „Wie ich damit fertig werde, dass ich keinen Friseur mehr benötige"! An Gutschein für an Gelenksshop. Also koan Geschenksshop, sondern an Gelenksshop, wos Hüft- und Kniagelenke zu Diskontpreisen anbieten. A Gutschein für an Schnuppertag an Altersheim usw. Dann kemman a paar Nachbarn und singan da selbmdichte Gstánzl. Lauter so Bledsinn, was gar nöt stimmt, aber alle, außer dir, hellauf begeistert. Schließlih muaßt á nu bei so Gesellschaftsspiele an Kasperl abareißn, 60-mal hin- und herrenna und jedsmal schrei: „Bin wieder ein Jahr älter" und irgend a typischs Drumm für dös Jahr mitschleppm. Und oiwei wieder hoaßts tringa, obwohl dass das eh scho gscheit kennst, aber vo den Grennat wirst durschti. Is koa Wunder da da gegn Mitternacht zua auf oamoi d'Augn zuafalln. Kám siagt dös oaner, macht a alle auf di aufmerksam und sagt, dass mas eh kennt, dasst iazt Sechzge bist, weilst nix mehr aushaltst.

Beakátö Kuntn = gefühllose, grobschlächtige Männer

Dö elektronische Fußfessel

Iatzt gibt's was, dös is wieder neich
im Strafvollzug vo Österreich
nimmer so streng, a bissö locker
spaziern geh, stattn Gfängnis gnocka.

Fußfessel wird dö Gschicht da gnennt
wei wer mit der durch d'Gegend rennt
wird elektronisch überwacht
dass er koan falschn Schritt nöt macht.

Da Sátellit vo obm schaut zua
und sendt dös auf an Monitor
so dass da Chef von Gfängnis woaß:
„Aha, da is wer auf da Roas!"

Mir is dö Gschicht nöt ganz geheier
wei erstens kimmts ja ziemli teier
und dann zum Zweiten kunnts ja sein
es setzat dös wer anders ein.

Am End' kimmt gar a Ehefrau
auf dö Idee, „dös pásst genau",
da Mei is eh a söchas Knia
und wora is, dös woaß i nia.

Wann i a so a Kástl hätt
sápárálot dös wár nöt bled
dann sehgat i ganz ohne Stress
wo er grad is, dank GPS.

Mecht ma dann furtgeh, sagat sie:
„Du bist ja eh jedn Tag dahi
vogiss dei Bier mit den schön Foam
nimm d'Fußfessl, sunst bleibst dahoam!"

Wanns soweit kimmt hama vospuid
dann gibt's koa Ausred, „der hat d' Schuid",
es schützt di á nöt dö schwarz Nacht,
wei sie dahoam oiss überwacht.

A was fürn Wirtshaus is a grad
und ob a scho an Teifi hat
dös siagts am Monitor bestimmt
wann ma bein Geh as Schleidern kimmt.

Da strubelts eh scho vor sich hi
und wannst dann hoamkimmst wart'ts auf di:
„I woaß, wost gwön bist alter Stessl,
i siag dös dank dein Háxnfessl!".

Soids wirkli oamoi so weit kemma
lass i mir d'Hoffnung á nöt nehma
es wurd' ja wia bein Fernsehn sein
sie schlafat vor ihrn Buildschirm ein.

Knia (Knie) = ein Draufgänger, Lebemensch

Da Musiausflug

Da Obmann, da Franz, hat sös einbuidt: „Heier mach ma bei unsern Musiausflug amoi a Kulturreise. A richtige Bildungsreise", hat a bei da Jahreshauptvosammlung gsagt. Und glei hánd a paar so Heldn dafür gwön. Eh grad a paar, aber dös hats tan, dass a mords Diskussion entstandtn is. I ha mi á zu Wort gmeldt. „Iazt háma dö letztn 20 Jahr 9-mal an Oktoberfest gwön und 5-mal an Müllnerbräu und dö übrige Zeit háma a d'Wáchau gfahrn, oder a dö Steirische Weinstraß", hanö gsagt „und jedsmoi hats pásst und is a mords Gaudi gwön, aber iazt áfoamoi táts sis geh nimmer!" Da habm glei a paar applaudiert und i habs kennt, dass d'Mehrheit für s'Beibehaltn des Altbewährtn gwön wár. Aber wia's hoid oiwei is bei so Diskussionen, meistens gwingt d'Minderheit, wei an letztn Moment a paar so Duckmauser umfalln. Dass bein Obmann guat stehn. D'Abstimmung is zwoa knapp, aber do für dö so genannte „Kultur- und Bildungsreise" ausganga. Auf Verona habmt sa sö geinigt. I ha gar nimmer mitgstimmt, mir hats dös scho tan, dass a Kulturreise sei müaßn hat. Und überhaupt habm dö mehran mit Verona sowieso nöt vui anfanga kinna. Dö Gschicht vo Romeo und Julia soid sö durt unt zuatragn habm. Vo den hanö scho amoi was ghört, aber so Liabsgschichtn mit an trágischn End gibt's eh bei uns á dö mehran Tág. Da brauchst do grad a d'Zeitung einschau, findst oiwei wieder die Romeos und Julias. Zweng dem brauch i do nöt zweitigst áf Italien oiteifön. Der eigentliche Grund hánd aber Romeo und Julia eh nöt gwön. Wegn dö Festspiele háma offiziell oigfahrn. „Festspiele hama d'Salzburg á und da gábs wenigstens als Alternative s'Müllnerbräu", hanö nu amoi dazwischngred't, wia da Obmann recht gscheit vo an einmalign unvergesslichen Erlebnis dahervozoid hat. Aber da hanös dáratn. Da is a ganz rout anglaufm und hat ma zon vosteh gebm, dass dös, wo ma hifahrn, längst ausdiskutiert is und im Übringa zwingt a eh neamt zon Mitfahrn. Aber dahoam bliebm bi i á nöt. Hat ma eh dös ganz Jahr dös Probmgrenat und dö hoaßn Märschwertungen und dös stark Neujahranblasn. Da steht oan a Ausflug oamoi an Jahr woi zua.

Dö Anreise is ja ganz lusti gwön. Drinnerhoi Salzburg is s'Bier, was an Autobus a da Bordbar mitgnumma habm, scho gar gwön. „Sowas is ma á nu nia pássiert", hat da Chauffeur gsagt, „dös is a neicha Rekord!" Er hat nöt auskinnt und is zo den nächstn Getränkemarkt zuigfahrn und hat gscheit einkauft. Da Schriftführer, da Schos, is a recht a gebildeter Mann und der hat uns vozoihlt, dass z'Italien koa mächtigs Bier gibt. Drum hama uns gscheit dazuaghaltn und glei a weng firö trunga, weis dö nächstn Tág ament eh grad dös Weingschlederat zon Saufm gebm werd. A so háma hoid dáhigfahrn, Richtung Südn und mit jedn Kilometer iss heaßer wordn. Auf Venedig hama an Oifahrn an kloan Abstecher gmacht. „Venedig sehen und sterben", hat da Obmann gsagt. Leider hamas aber schlecht dawischt, wei ma vo den ganzn Venedig nöt vui gsehgn habm. Da muaß a Uwetter niederganga sein, wei dö ganzn Straßn überschwoabt gwön hánd. „Wird's geh zon Keller auspumpm", hanö zo an Italiener gsagt, aber der hat mi nöt vostandtn. Du hast á koa Feierwehr nöt gsegn. „Dös is dö südländische Beschaulichkeit," hanö ma denkt, „sowas wár bei uns unvorstellbar, dass bei an Hochwasser d'Feierwehr nöt ausruckat!"

Wia ma dann z'Verona unt ankemma hánd, háma glei zo unsern Quártier hibracht wordn. A so a mittelmäßigs Hotel mit lauter Zwoabettzimmer iss gwön. Dös mag i eh scho überhaupt nöt, wann i ma mit an andern s'Zimmer teiln muaß. Da traust da ja gar nöt richti schlafm, wei ma ja an Tiafschlaf d'Kontrolle übern Körper voliaßt und mit dein Bettnachbar kanns dö á gscheit dawischn. Bein Tag vielleicht gar koa zwidana Kund, aber bei da Nacht schnarcht a oder haut an Trám mit dö Händt umanand. 's kann á sei, dasst oan dawischt der oi dámlang aufsteh muaß und wann dann s'Bett recht gweagitzt, wirst jedsmal munter. Oder auf dös Ärger, wann oana zvui dawischt hat und eahm wird, kám dass a liegt, schlecht und … auf dös mag i gar nöt denga. „Dös wann i gwisst hätt", hanö gsagt, „da wár i gar nöt mitgfahrn!" Aber da hat mi da Obmann glei wieder so schwarz angschaut, da i mi stádghabt ha.

Min Hans, der bei dö Musiprobm nebm meiner sitzt, hana mö z'samglegt. Da Hans is oaner, der recht lang nöt hoamgeht, hanö ma denkt, da kunnt aus den Doppelzimmer do nu a Einzelzimmer werdn.

Dö erste offizielle Sach in Verona is a Stadtrundfahrt gwön. A Dolmetscherin hat uns oiss erklärt. Paläste, Klöster und so altweltlerische Strášl hätts zon sehgn gebm, aber dö mehran habmd gstattn Fenster-außischau, oiwei dö Dolmetscherin angschaut. A ganz a rássige Italienerin is dös gwön. Da Stabführer is scho ganz ausn Häusl gwön. „Gstatt dera Stadt tát i liaber dö Reiseführerin a weng genauer besichtign", hat a gsagt. Eahm is da Wein, dens zon Mittagessn gebm hat, an Kopf gstiegn. Wei den hat a trunga, wia s'Bier und á koa Wasser dazua, drum háma mit eahm direkt a weng áfgfalln.

Nach dera Stadtrundfahrt háma wieder a unser Unterkunft hibracht wordn. Dort hat uns da Obmann dö Eintrittskartn für dö abendliche Vorstellung übergebm. „Aida schau ma uns heint an", hat a gsagt. „Jeder is für sei Kartn selber verantwortli. Voliasts ös ja nöt, dö habm an Haufm Geld kost und wannst heint aufm Schwarzmarkt nu oanö kaufm muaßt, kost da dö dös X-fache!" Da bi i hellhörig wordn. Wei gar a so hat mi dö ganz Aida nöt interessiert. I hans zwoa nu nia gsehgn, aber dös was an Vorfeld durchgsickert is, hat ma greicht. Da Hans, mei Zimmerkollege, hat á nöt eigns zogn. Kám dáma unserne Eintrittskartn ghabt habm, hanö eahm mein Plan erklärt. „Hans", ha i gsagt, „dös mach ma geh ganz anders. Schau ma do, da ma unserne Kartn um a guats Geld vokaufm kinnan und dawei dö andern eahna Aida anschaun, schaun uns mir d'Wirtshäuser rundumadum a weng an!" Er is leicht überedt gwön. Mir habm á bald a paar Interessenten gfundtn und habm unserne Kartn guat vokauft. Dann háma im allgemeinen Menschengewirr untertaucht.

Iatzt is unser persönliche Kultur- und Bildungsreise anganga. Überall háma ein. Mir habm im Nu Italienisch glernt. Zumindest dös Wichtiger: Una Bira, prego. Ein Bier, bitte. Und wann mas kriagt habm: „Grazie". Dös hama glei amoi akzentfrei redn kinnt. Land und Leit hama kenna glernt. An Wein zwischndurch soid ma vielleicht nöt in dö Mengen trunga habm. Mir hánd oizwo Biertrinker und habmt den Wein weit zschnell oigschütt. An Schluss auö hamas oi zwen scho ganz schö kennt. Da háma in a so a finsters Gássl einkemma, wos's ma nimmer ganz oading gwön is. Aber da Hans hat gsagt, a dös Lokal geh ma nu ein, dann müaß ma eh zruckgeh zo dera Festspuigschicht, wei wann d'Leit außa kemman, derfs nöt áffalln, da mir d'Aida nöt angschaut habm. Sunst is's bein Obmann Himmö da Bodn aus.

A den Lokal drinn iss genau so finster gwön, wia a den Gássl herraußt. A mords lange Bár hat sö a da Wändt entlang hizogn. A paar Manner hánd so siebmseida hibeigloant und habm sö hübsch laut unterhaltn. Oiss hanö nöt vostandtn, was gsagt habm. Da müaßat ma do länger z'Italien sein. Aber vo eahnan Deitat her, derfatns gstrittn habm. Mir habm uns, weit gnua weg vo dö zwen Italiener, á an dö Bár gstoillt. Dawei ma an Bárkeeper zon vosteh gebm habm, dass ma „una Bira" mechtn, hánd uns zwoa so junge Menschl zuaganga. Oanö hat sö links nebman Hansn gstoillt und dö ander rechts nebm mi. Und glei háns recht gschmátzi gwön und gar nöt zwida. Vostantdn hamas leider überhaupt nöt, weis so schnell gredt habm. „I zahl a da Mein a Halbö Bier", hat da Hans gsagt, aber dö zwoa habm sö glei an Sekt angschafft, a ganze Flaschn und da Bárkeeper hat uns andeut't, dass dö mir zahln müaßn. „An Gotts Nam", hanö gsagt, „mir hánd a da Aida auskemma, dös is ma dö Flaschn wert!" Sie is zwoar sauteier gwön, aber dafür hánd dö zwo oiwei freindliger wordn. Dö nebm meiner hat nöt so vui gsprocha, vielleicht á weng den, wei i an Schnáckl ghabt ha. So was Árgantligs. Oiwei wann i a bissö mehra trink, kriag i an Schnáckl. Und grad uma söchasmal ka man überhaupt nöt braucha.

Aber an Hansn dö Sei is direkt zuadringlö wordn. Dö ganz Zeit hatsn a da Reißn ghabt. Dauernd hats eahm was bein Ohrwáschl eingflüstert und hattn bein Ohrlápperl gnuma. „Schau amoi", hat da Hans áf oamoi gsagt und hat an Kopf zu mir umadráht, „ha leicht i was bei

mein Ohrwáschl, wei sie sagt dö ganz Zeit Amor, Amor!"
Da ha mi i glei auskennt, i ka hoid do besser Italienisch
wia da Hans. „Trink aus Hans", hanö gsagt, „mir derfm
schau, da ma weiter kemman, sunnst fallts áf, da ma uns
d'Aida nöt angschaut habm!"
So hama uns hoid losgrissn vo dö zwoa Menscher und
hánd zruckgwackelt zu unsern Ausgangspunkt. A Zeit
hama nu wartn müaßn, dann is da ganz Schwung außa
kemma vo der Vorstellung und koan Menschen is unser
Abwesenheit aufgfalln.
Wia ma vo Verona den andern Tag wieder hoamzua
gfahrn hánd, hat sös a paar außagrissn, dass vo da Vorstellung nöt vui gsehgn habm. A paar hánd eingschlafm,
zwen habm unter da Vorstellung Auto ghandelt und da
Bassist hat s'Sitzn nöt aushaltn, weira vo den übermäßign
Weingenuss Sodbrenna kriagt hat.
Fürn Hansn und für mi is dös wirkli a Kulturreise gwön.
Mir habm Land und Leit kenna glernt und á d'Sprach. Mir
pássierts heint nu iawönd, da i bein Frühschoppm gstatt
bring ma a Halbe „una Bira" sag. Wannst das amoi so oft
gsagt hast, is dös oafach drinn. I bi zerscht aso gegn dö
Kultur- und Bildungsreise gwön. Aber im Nachhinein
muaß i sagn, es muaß wirkli nöt oi Jahr s'Müllnerbräu
oder s'Hofbräuhaus sein.

Duckmauser = unterwürfiger Mensch
Zwen = zwei männlich
Himmö da Bodn aus = herbe Enttäuschung, aus allen Wolken fallen
Siebmseida = schmeichlerisch, scheinheilig
Menschl = junge unverheiratete Frau
Gschmátzi = redselig

Trennung

I moa
dö zwoa
gengan ausanand
wei
a
Trennkost
essens schon.

Wechseljahr

I moa
dö Mei
is
a dö
Wechseljahr
wei
sie
hat mi
iatzt
gegn
an
Jüngern
ausgwechselt!

Walking

I bi oaner, der auf dös regelmäßige Wirtshausgeh an Wert legt. A Stammtischbesuch is ma heili. Da fui a mi woihl unter lauter Gleichgesinnte. Stammtisch hánd schließli Meinungsbildner. Ma lernt á was an Wirtshaus, wei jeder woaß was, und mit a paar Hochprozentige zwischendurch, erweitert ma zwoamoi á sein „geistign" Horizont. Wannst dö bein Stammtisch durchsetzt, hast scho gwunga. Da wirst ernstgnuma. So Stammtischerklärungen werdn oft zon „Dogma" erhobm.

Seit a guatn Zeit beherrscht iatzt grad nu oa Thema unserne abendlichn Gespräche. Dös Nordic Walking. Was muaß in an Menschn vorgeh, dass a mehrmals d'Wocha duri d'Landschaft hetzt und a paar Schistecka mehr oder weniger nachi schleift. Dö Frag hama uns oiwei wieder gstoillt. Langläufer ohne Schnee hamas gnennt und „Allradgeher." Ja mir habm uns oft köstlich unterhaltn, habm aber oiwei wieder betont, dass für uns, dö ma da am Stammtisch sitzn, a Zruckfalln in dö primitive Form der Fortbewegung nie und nimmer in Frage kám.

In letzter Zeit ha i aber nimmer so lebhaft mitdiskutiert. Angeblih soid ja dös „Steckageh", wia mir dö Art der Fortbewegung gnennt habm, der Gsundheit des Bewegungsápparates recht zuaträgli sein. Zumindest lest ma dös a dö Illustrierten. Und nachdems mi eh oiwei a weng min Kreizweh herteifelt, hanö amoi so ganz nebmbei an Doktor gfragt, was ma da toa kunnt, gegn dös Kreuzweh. Sei Antwort hat mi verblüfft: „Nordic Walking", hat a gsagt, „dös müassat a dein Fall helfm! Nu dazua", hat a gmoant, „kunnt sö dö Art sportlicher Betätigung á auf dös äußere Merkmal meiner Stammtischbesuche um d'Leibesmitte positiv auswirka!" Dös hat mi strublat gmocht. Sobald vo da an dös Thema an Stammtisch in der üblich herablassenden Form behandelt wordn is, bi i einsilbig wordn und ha nimmer recht mitgred't, oder s'Gespräch auf a anders Thema glenkt.

Ja, i gibs zua, i hama Walkingstecka kauft. Seit a zwoa Monat hanö oa. I geh á scho damit, mei Kreuzweh is besser wordn und an Hosnream bring i á wieder a Loh weider zua. Grad oans mag i nöt: Wann mi wer siagt, wia i dahisáböt mit meine Stecka. Dös vomeid i. Dös schaut ja aus, wia wann ma ohne Stecka nimma geh kunnt. An Anfang bi i oiwei a da Finstern umanand grennt, aber da hats mi amoi a so gschmissn, da i ärger Kreuzweh ghabt ha, wia vor meiner Walkingtherapie. Dös nächst hanö an Wald an ganz an abglegner Weg entdeckt, wo Jahr und Tag neamt hikimmt. Da teifit i iatzt seit a ötla Wochan hin und her. Aber oa Vorsichtsmaßnahme halt i scho nu ein. I tua bei meine Walkingstecka oiwei dö Gummipfropfm auffi. Normal wárn ja an Gelände dö Metallspitzn besser. Aber mit dö machst bein Geh a söchanö Gaudi, dasst das nöt hörst, wann wer daherkimmt. Da kannst nöt reagiern. Drum tua i dö Gummipfropfm, dö eigentli fürn Asphalt vorgsehgn wárn, drüber. Dann is ma einigermaßn lautlos, sozusagn auf „Überraschungsstandby!"

A so hat mi eigentli dö Walkerei zunehmend begeistert, bis zu den oan Vorfall hoid. A recht a hoaßer Summertag is gwön, aber an Hoilz drinn tuat da dös nix. Fesch bi i dahigwalkt, auf mein verschlungan Steig, mit mir und da Natur an Einklang. Na und wia i grad a so dahiroas und kimm dem Ende vo a langzogna Linkskurvm oiwei näher, da hör i áf oamoi was. Koa typisch Waldgeräusch. Nix vo an Viech oder dergleichn. Es is a so a rhythmisch Gschepperat gwön. Da kimmt wer daher, hanö ma denkt, dös geht ma grad nu ab. Nöt amoi a den Fuilz herin hast dein Ruah. Hat ma leicht eh koa Privatlebm nimmer? Überall kimmt wer hi. Dös braucht do wirkli neamt wissen, was i da tua. Grad dass ma sö wieder bled anredn lassn ka, wanns wer Bekannter wár. I bi aus dö Schlaufm vo meine Walkingstöck außergschloffm und ha fieberhaft überlegt, wo is vostecka kunnt. Oiwei lauter hanö dös Geräusch wahrgnumma. Jedn Moment muaß dö „Lärmquelle" auftaucha, hanö ma denkt. Was tua i mit meine Stecka? Da is ma glei nebman Weg a schwára Bám a d'Augn gstocha. Hinter den sein broadn Stamm hanös vosteckt. Dann hana mi auf d'Seit dráht und ha ta, wia wann i was beobachtat. Aus dö Augnwinkl ha i aber dö Kurvm vor mir fixiert.

Schneller wia i gmoant ha, is oaner auftaucht. Mi hats scho lang nimmer a so grissn. Wei der, der da nichts ahnend mit an mords Wind dahergwalkt is, is a Stammtischbruader gwön. Oana vo dö Lästerer, vo dö Zahner, oaner, der gleich mir á oiwei beteiert hat, dass a niemals a dö primitive Form der Fortbewegung verfalln werd. Wia a mi gsehgn hat, hättsn bald an Ruck ghaut, a so is a dakemma. Sei Birn is glüahrout anglaufm und s'Mäul hat a á nimmer zuabracht. Vollkommen dádadert hat a mi betracht't und erst nah an Zeitl hat a, „was tuast den du da", gmunföt. I ha dö Situation genossen und ha eahm recht süaß erklärt, dass i d'Natur a weng betracht', wei ma da so interessante „Erlebnisse" hat.

Schö langsam hat a sö gfangt. „Nöt dasst moanst, i tua walkn", hat a gsagt, „i ha dö Prügln grad gholt, weils mei

Frau bein Schwarzbeerbrocka vogessn hat. Fallert ma ja gar nöt ein, da i mit dö Drümma umanand rennad, aber bevor is trag ..." Nervös is a aus dö Schlaufm vo dö Stöck außagschloffm und hats oi zwoa z'samm demonstrativ untern Arm einzwickt. I ha provokant sei Gwand und seine Schua angschaut, dö recht professionell nach Walkingausrüstung ausgschaut habm. Gott sei Dank bi i mit an normaler Gwand unterwegs gwön, da i mi á durch mei Erscheinung nöt voratn ha.

Dawei ma a so dagstandtn hánd und er oiwei von neichn beteiert hat, dass sö a seiner Abneigung gegnüber den „Steckageh" nix g'ändert hat, is aufoamoi a Wind áfkemma. „Kimmt geh a Wetter", hat a gsagt und i ha eahms ankennt, dass eahm der Themenwechsl grad recht kemma is. I hätt dö Situation nu gern a weng aus'kost, da machts auf oamoi hinter meiner an Scheberer. I ha gar nöt umschau braucha, dass is gwisst ha, was dös gwön is. Der stark Wind, der an Wetterumschwung ankündigt hat, is zwischn dö Bám duri gfahrn und hat meine verstecktn Walkingstecka umgrissn. Da háns iatzt glegn und bei oana Schlaufm is unser Stammtischmaskottchen dranghängt. Er hats sofort kennt, hat aber nix mehr sagn kinna, weils scho zon Regna angfangt hat.

Mir habm oi zwen unserne Walkingstöck gnumma und hánd wia selbstverständli mit an perfekten Rhythmus, aber recht schweigsam zo mein Auto hi gwalkt. Vo den Tag an is dös Thema Walking nimmer auf da Tagesordnung von Stammtisch gstandtn.

... wia i dahisáböt = wie ich merkwürdig gehe.
Sábl, Säbel, säbelbeinig
Fuilz = Filz, noch nicht durchforsteter Jungwald
Dádadert = verdattert
Gmunföt = undeutlich gesprochen

August

Da Summer sitzt iatzt am Klavier
spuit hemdsärmlig sei Liad
und haut er á nu um ois wia
auf d'Nacht zui wird a müad.

Da mag a nimmer sitzn bleibm
er is scho a weng bsunna
da Wind geht vo dö Habernhaim
eahm is sei Kraft ausgrunna.

Er is nix mehr und tuat scho lab
bevors'n hinab dráht
da glangt a um sein Wanderstab
zon Hoamgeh wird's schö stád.

Habernhaim = Stoppeln eines abgeernteten Haferfeldes

Die feindliche Übernahme

Mir habm iatzt an mords Wickl bei unsern Stammtisch. Sauberne Schwierigkeitn. Es gibt a unserner Gmeindö zwen Stammtisch'. Früher is dá unser bein Kircherwirt „der" Stammtisch gwön. Da hat nöt jeder so ohneweiters dazuageh kinna. Da is a so a Art Aufnahmeprüafung notwendig gwön. Mir habms oiwei „Biermatura" gnennt. A richtige „Reifeprüfung", ob á der Stammtischbeitrittswerber scho zeiti is, dass a sö zo uns alte Stammtischhasen zuwa sitzn derf. Ob a trinkfest is, ob eahm hier und da a Bledsinn einfallt und ob a á irwönd a weng was votragt, dös hoaßt, obs d'n á a weng bled anredn derfst, ohne dass er glei spinnt. Wia gsagt, unser Kirchawirtstammtisch is praktisch a „First class-Stammtisch" gwön. Da is dá ander Stammtisch bein Hofwirt unt an Vogleich zo den unsern grad a so a windigs „Stammtischerl" gwön. Nix máchtigs. A so a Treffpunkt vo „Bierfläschlsuzler" ohne Niveau, mit an Obmann, der bei á Brauereibesichtigung koane 10 Halbe oibringt und á scho bein Mineralwassertringa beobacht't wordn is. Koa berufener Obmann wia da unser, der ois Erster kimmt und ois Letzter hoamgeht und der á hier und da bein Durschtlöschn seine Grenzn auslot't.

A' unserne Wirtsleit hánd oiwei dö weitaus bessern gwön. Nöt fád mit da Sperrstund, freibierfreindli und was ganz wichti is, koanö Rátscher. Na Mitternacht wird ja a Wirt oft zon „Beichtvater". Da iss vui wert, wann er sö ans „Stammtischbeichtgeheimnis" halt und nix über dös, was eahm manch reuiger Zecher virgsudert hat, ausplaudert. Nu dazua muaßs a guater Wirt vosteh, dára a dö letztn Gäst' vorn Hoamgeh moralisch beisteht. An „Spätheimkehrer" erwart't ja oft nah so a „Stammtischbeicht" bein Hoamkemma bereits a vorprogrammierte „Buaßandacht" in Form vo an Nudlwoiliger, an Práker, oder a zuagsperrtn Schlafzimmertür. Unser Stammtisch is bisher, wia gsagt, a verschworene Gemeinschaft gwön, mit bráve Wirtsleit.

Aber iatz is oiss anders. Dö Junga habm übernumma und schlagarti pásst nix mehr. Brauerei habms gwechselt, d'Sperrstund wird ganz genau einghaltn und wann ma amoi an Doppelliter anschrein mecht, iss á nöt recht. Da kimmt dann glei dö jung Wirtin daher und fahrt uns an: „Müaßt's ös a söchanö Gaudi macha, ös weckts ma ja dö Kloa áf!" Da verkutzt dö eh scho bein Tringa, wannst dös hörst. Es haut hint und vorn nix mehr hi.

Bein Hofwirt unt, wo bisher nix z'samganga is min Stammtisch, hat sö á was g'ändert. Da Wirt is ja oiwei nu a Junggsell gwön, hat aber iatzt gheirat. Dö neich Wirtin ka recht zo dö Leit und dös wirkt sö á auf eahnan Stammtisch aus. Nu dazua habm dö á d'Brauerei gwechselt und wei da Kirchawirt dös guat Bier nimmer hat, gibt's sös iatzt bein Hofwirt. Iatzt saufm dö Blutzer vo eahnan Stammtisch dös guat Bier und mir kinnan dö Diskonterbrüah oidrucka, dö zwar um 20 Cent billiger is, aber dö koan schmeckt und vo derst nah 4 Halbö scho Kopfweh kriagst. Da Hofwirt hat á d'Gaststubm a weng umbaut, so dass da Stammtisch iatzt fesch an Eck hibei steht, direkt vor den neich aufgsetztn Kachlofm. Da braucht ma sö nöt wundern, da eahna Stammtisch schö langsam den unsern d'Reib abrennt und oiwei mehra Mitglieder hat. Kunntn, dö früaher nia furtganga hánd, findst iatzt reglmäßi bein Hofwirt. Da Obmann von eahnan Stammtisch is uns gegnüber hübsch grouß dran, weira an söchan Zualauf hat.

Und mir? „Bei uns wird's oiwei laber", hanö zo unsern Obmann gsagt, „mir derfm was toa, sunnst geht unser Stammtisch ein!" Voganganö Wocha hama a Krisensitzung ghabt. Da Fritz, dös is da Kássaobmann, der kennt sö überoi a weng aus und der is á recht belesn, weira s'Kirablättl abonniert hat, der hat gsagt, an gscheidern wárs, mir machatn mit den andern Stammtisch z'samm an „Dschoint Wentscher" (Joint Venture). Und wei alle a weng fragli dreigschaut habm, hat a uns dös erklärt. „A Dschoint Wentscher", hat a gsagt, „wár dös gscheida. Dös wár praktisch der Zusammenschluss vo oi zwee Stammtisch', sozusagn dö Fusion vo zwoar Trinkinteressensgemeinschaften unter oana Führung. Da Vortei vo an Dschoint Wentscher wár der", sagt a, „dass ma auf dö Weis wieder zo unsern guatn Bier kámmatn, ohne dass ma s'Gsicht voliasn!" Aber da is da Stammtischobmann a d'Heh. „Was soid dös hoaßn", hat a gsagt, „unter oaner Führung?" „Wer wár denn dann da Obmann? Ih, oder da ander von Hofwirt unt? Kampflos gib i mi nöt gschlagn!" Mir habm hin und her diskutiert, aber mir hánd nöt gscheida wordn. Da hat wieder da Fritz a Idee ghabt. „Wia wárs den mit a feindlichen Übernahme", hat a gsagt. „Mir hánd do a starker Stammtisch, dös müassat hihau!" Und dann hat a uns den Plan erklärt. Oana nah den andern soid bein Stammtisch von Hofwirt dazua geh. Schö langsam und nix überhudeln, dass nöt äffallt. Mit da Zeit hánd dann alle Mitglieder von Kirchawirtstammtisch bein Hofwirtstammtisch. „Ja und wer is da

Obmann?", hat unser Obmann erregt dazwischn gschrian. „Los da dawei", hat da Fritz gsagt. „Oiss da Reih nah! Nachdem unser Stammtisch sowieso mehra Mitglieder hat, stoil ma, nachdem ma alle den neichn Stammtisch beitretn hánd, die Vertrauensfrage. Dann kimmts zur Neiwahl und dö entscheidn mir auf Grund unserer personenmäßigen Mehrheit. So was nennt ma a feindliche Übernahme!" Mir habm alle applaudiert, grad da Obmann hat nöt recht gwisst, ob a mitklatschen soid. „Dass ma hoid bei dö Neiwahln koaner umfallt", hat a gsagt, „wei um so vui mehra háma nimma!"

Es is koana umgfalln, mir habms a so durchzogn und unser Obmann is Obmann bliebm, oder besser gsagt, wordn. Aber nöt lang. Leider is's nöt ohne Komplikationen abganga. Es is zon Raufm wordn. Wei da eingsessne Hofwirtstammtischobmann hat dös nöt oafach aso hignumma, dassn abgwählt habm. Und nachdem er und seine Freind dö ältern Rechte bein Hofwirt ghabt habm, hat uns da Wirt, uns, dö Leit von ehemaligen Kirchawirtstammtisch, außigschmissn und mit an Gasthausverbot belegt. Zon Kirchawirt kinna ma aber á nimmer geh, iatzt hama gar nix mehr. Wár ament do da „Dschoint Wentscher" gscheida gwön, wia dö „feindliche Übernahme" .

Zwen = männlich zwei
Nudlwoiliger = Nudelwalker, Nudelholz

Hehnaaugnpflåsta

Mei Sehgn is mei Geh
mei Blindheit is s'Steh
do s'Geh durt ma weh
i rehr wann i geh.

Mei Augn is an Schuah
und der is fest zua
und ziag i'n á a(b)
so fragt neamt danah.

So fragt neamt, wias geht
und wias um mi steht
mei Augn is vopickt
es kitzelt und zwickt.

Es juckt und es brennt
als wár i grad grennt
als hätt i was gneißt
als hätt mi wer gweist.

I bleib liaber steh
wei Sehgn hoaßat Geh.

Gneißt = bemerkt, erkannt
Gweist = an der Hand geführt

Wia gschmiert

Ja ja, da Staat hat á hint und vorn koa Geld nimmer. Jeder Minister moant, sei Ministerium is dös wichtiger und volangt oiwei mehra finanzielle Mittl. Da Finanzminister woaß oft wirkli nimmer, wora s'Geld hernehma soid. Es wár schö langsam an da Zeit, dass da amoi a weng umdenkt wurcht. Es ghörat oiss a weng modernisiert, dann laufats wia gschmiert. Zu was braucht ma heint an Innen- und Außenminister? Da müaßats do á Schwellenminister á toa. Oaner, der auf da Schwelle zwischen innen und außen steht. Da wár sei Ministerium und je nachdem, wiara braucht wird, geht a hoid ein oder außö. Oder d'Landesverteidigung zum Beispui. Muaß i dö wirkli selber macha? Dö vogib i do. Dö Landesverteidigung kunnt do genau so guat da Maschinenring übernehma. Dö toan eh scho oiss. Fürn Maschinenring derfat dös koa Problem sein. Dös wár a zusätzliche Nischn für d'Landwirtschaft. Da Maschinenring hätt á dö pássenden Leit für d'Landesverteidigung. Wei Bauern habm dös nötige Know-how. Dö hánd genetisch vorbelast't vo dö Bauernkriage her. Dö hauatn scho drei, wanns dráf ankám. Dö überwachatn unserne Außengrenzn scho und schauatn vielleicht sogar, dass unser Land mit da Zeit a bissö größer wurcht, auf jedn Fall lassatns koan Millimeter her. Dö praktizirn dös iatzt á scho Tag für Tag. Wann oana den andern übers Mari umi ackert, dann staubts. Dös is praktizierte Landesverteidigung. Da Maschinenring bietat sö reglrecht an für dös Ministerium.

Und á was dö Bewaffnung betriafft, wárs á optimal. An Lagerhaus kriagst oiss. Wer woaß, ob ma an Eurofighter über s'Lagerhaus nöt vo Haus aus billiger kriagat. D'Farb pássat á, dös Lagerhausgrün kannst glei lassn, dös is dö perfekte Tarnung. Min Sprit wárs wieder aso. Da kunntns glei mit Rápsoil fliagn und alle andern Fahrzeige á mitn Biosprit antreibm. Dös kám fürs gesamte Ministerium billiger. Dös Rápsöl war universell einsetzbar. Als Treibstoff für d'Fahrzeige, als Salatoil für dö Feldküchen, zon Gwehr schmiern, als Sonnenöl für d'Soldaten bei dö Auslandseinsätze usw.

Wia gsagt, mit a weng an guatn Wuiln gáng dös Ganz wia gschmiert.

D'Wanderschaft

Mir wandern, wandern durö d'Zeit
durch summerliachte Seligkeit
durch Nebötág und Weltvodruss
aufknöpföt und mit Klettverschluss
mir wandern, über d'Schotterstraß
sunntrikat und von Regna nass
mir gehn und trotzdem wern ma tragn
und toan uns schwár bein „Dankschö" sagn.

Übersehgn und ignoriert

Obwoil i rein körperlich gsehgn sicher nöt zo dö ganz dö Kloan ghör, hab i oft dös Gfuihl, dass mi d'Leit übersehgn oder nöt für voll nehman. Überhaupt wann i a weng gschlampert daherkimm, dös hoaßt, wann i an Arbeitsgwand bi und so gar nöt zeitgemäßn Modevorgabm entsprich. Da gspür is direkt, wia dö Blicke an mir vobei, oder duri mi durch gehn. Aber á wann i halbwegs gwándt bi, frisch rasiert, kampöt und gschneizt und oana kommunikativen Kontaktaufnahme durchaus aufgschlossn wár, haut dös bei mir oft nöt richti hi.

I bi zwoar grundsätzli nöt der Typ, der mit wuidfremde Leit glei a so durt, ois hätt a mit eahn scho Rösser gstoiln oder Sau ghüat't, aber direkt schüchtern bi i á wieder nöt. Dö schlechtern Erlebnisse in der Richtung ha i meistens auf Fachmessen und Ausstellungen.

Da bi i vor a etla Jahr amoi in a so a Werkzeigfachmess gwön. Eingladn werdn zu söchernö Veranstaltungen grundsätzli nur Fachleit, dö selbstständig tätig, dö Zielgruppm für dö Aussteller darstoilln. Selbstverständli stehts oan mit da richtign Eintrittskartn frei, da ma á a paar Bekannte mitnehma ka, dö ma als „Betriebsangehörige" deklariert. A so iss dös sey Mal á gwön. I, als selbstständiger Moaster bi mit zwoa interessierte Heimwerker duri dö Hallen ganga und ha ma oiss angschaut. Eigentli hätt is an Sinn ghabt, da i ma a neiche Kreissag, wann i was Pássends find, kauf. Dö zwen Hobbyhandwerker hánd hauptsächli interessehalber, ohne irgend a Kaufabsicht mit. Aber wia so oft, is ma á da dös Übersehgnwerdn meiner Person wieder unangenehm aufgfalln. Obwoil i da Oider vo uns drei gwön bi und an Anzug mit an Selbstbinder anghabt ha, hánd bei jedm Aussteller zu dem ma zui hánd, oiwei dö zwen Heimwerker mit eahnanö ausgwoschna Jeans an Mittlpunkt gstandn. A Frag vo mir is meistens ganz kurz beantwort't wordn und dann hat sö der Verkäufer glei wieder mit meine Bekanntn beschäftigt. Mir is viakemma, dara ma direkt demonstrativ an Ruckn zuakehrt hat und dass eahm dös Beantwortn vo meine bescheidenen Fragen frei unangenehm gwön is. A so háma Halle um Halle durchmarschiert.

Mei Selbstvertraun is scho ziemli an Tiafpunkt gwön, da entdeck i in oane vo dö letztn Hallen a Maschin, dö genau meinen Vorstellungen entsprocha hätt. Natürli háma glei higanga und ham uns oiss genau angschaut. Á meine Bekanntn, dö zwen Heimwerker, hat dö kompakte Maschin interessiert. Hat á nöt lang dauert, is oana vo der Firma herkemma und hat uns beratn. Uns, stimmt aber nöt ganz, wei eigentli hat sei Zuawendung grad zwoa goltn. Nu dazua habm dö zwen tan, wia wanns s'Kaufm an Sinn hättn und da is der Berater oiwei dämischer wordn. A paarmoi wollt i was fragen, aber er is auf mi gar nimmer einganga, hat meine Begleiter rund um d'Maschin triebm und eah oan Prospekt na den andern a d'Händt druckt. Ziemli frustriert bi i a Stückl weg bei a paar so Kloamaschinen gstandtn und ha dös Ganz mit zunehmenden Gránt betracht't.

Irgendwie iss meine zwoa Begleiter aber peinli gwön, dass sö der Berater grad mit eahna befasst hat. Schö langsam habm sa sö vo eahm glöst und habm sö zu mir, den gelangweiltn Betrachter, zuwa dráht. Iatzt hat der

eifrige Verkäufer auf oamoi mi a weng genauer in Augenschein gnumma. Er hat mi aber nöt direkt angredt, sondern zu dö zwen Heimwerker, dawei a min Dám auf mi zoagt hat, gsagt: „Er da suachat leicht a weng a Bastlermaschin, da is a bei uns falsch!"
Iatzt hats ma greicht. I ha aufs Hoamfahrn drängt. Mit an Selbstbewusstsein tiaf an Minusbereich, bi i hoamkemma. I bi seither in koana Fachmess nimmer gwön.

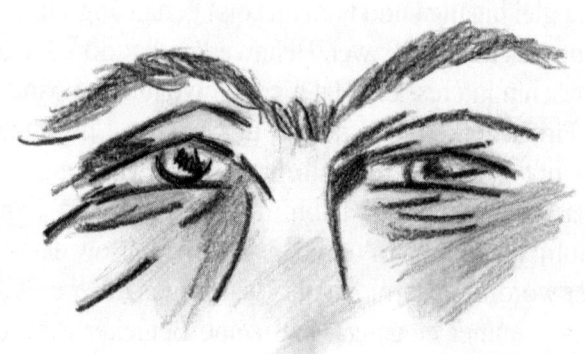

D'Schottergruab

So vui Stoana, so vui Stoa
liegnan da a dera Gruab
und i schau von Rand aus zua
mit dö Stoana ganz alloa.

Hätt a jeder ebbs zon sagn
wissat häuftö zon berichtn
so wia i iatzt bei mein Dichtn
kimmt nix viara, muaß mi plagn.

Iatz ham oa zon roiln angfanga
kugln über d'Schottergstattn
auf mein Denka liegt a Schattn
ka as Liacht nöt auffiglanga.

Kugln iatzt Gedánga viara
do wia d'Stoa, háns hart und kalt
und wann oaner aberfallt
bleibt a liegn und durt koan Rühra.

So vui Stoana siag i liegn
so vui Denga wár in mir
aber oiwei kimmts ma viar
i bi do zon Áfhebm z'gring.

D'Schottergstattn = die Abbruchböschung der Schottergrube

A finsters Kapitel

Es hat ja a da Menschheitsgeschichte scho gnua dunkle Epochn gebm. So finsterne Zeitabschnitte, dass'd dö frei schama muaßt ois „Homo sapiens". Unserne Vorfahren habm sö scho was erlaubt. Sápárálot nu amoi, wann ma heint a weng a dö Geschichtsbüacher bláttlt, da stoilts oan bei gwisse Kapitel frei d'Haar auf. Da fragt ma sö wirkli, wo's da hidenkt habm.
's Mittlalter zum Beispuil is ja a ganz a scheußliche Epoche gwön. A stockfinsterne Zeitspanne. Dö Hexnverbrennungen da, dö göbm oan scho z'denga. Da is ma wirkli äußerst gewissenlos vorganga. Aus heitiger Sicht ko ma eigentli grad an Kopf beitln. Dass da nöt oana aufgstandtn is und hat gsagt: „Leit a so geht's nöt, a so ka ma dös nöt macha!" Aber dös is scheinbar alle wurscht gwön. Da hat sö koana ernstli an Kopf z'brocha. Dös is hoid a so gwön und aus. Ma fragt sö, was dö damalige Regierung für a Philosophie ghabt hat. Iatzt habms da wos woaß i wia vui Hexn vobrennt, a Vorgehensweise über dö ma streitn ka, aber dass dö Abwärme überhaupt nöt gnutzt habm, dös vosteht ma nöt. Dös is da eigentliche Skandal. Fernwärmeprojekte, Kalorische Kraftwerke, oiss koa Thema gwön. Da hätt ma ja aus heitiger Sicht ganze Städte mit Liacht versorgn kinna. Wann ma dö Energie sinnvoill gnutzt hätt, dann redert á heint neamt mehr vo den finstern Mittelalter.

Haubm-Würstlstand

Bei dem pásst oiss:
Guate Bosner
guater Preis
guater Service.
Aber ziagn tuats oiwei
ohne Haubm
haltst das
dö mehra Zeit
nöt aus.
Es is a Haubm-Würstlstand!

I gáng ja scho so gern as Bett

I ha ja scho öfter übers Eingladndsein und wias oan da geh ka, nahdenkt. Aber umghert iss á oft nöt lusti. Dös ka bled herwerdn. Wannst da du wen eingladnd hast, iss ja zerscht oft ganz gmüatli. Nehma ma amoi a, da Bsuach kimmt an an Samsta um drei Nahmittag. Dös is a guatö Zeit, da hat ma sö außi garbeit, den andern Tag is da Sunnda, es treibt oan nix mehr.

Um drei Nahmittag kimmt also da Bsuach. I moa es is eh überall hübsch dös gleich Ritual. Zerscht steht ma amoi a guate Zeit a weng bled umanand, bedauert, dass ma sö scho lang nimmer gsehgn hat und oans sagt zo den andern, dass oiwei jünger wird. Hat sö seit den letztn Besuch einrichtungsmäßi was voändert, wird dös á nu genau inspiziert und beguatachtet. Vo wos her is, wird gern gfragt und was kost' hat und dass der und der á dös und dös dort und dort scho kauft hat, aber so billi und so schö is dös vo den und den nöt.

Wann ma dann zon fünftn Mal: „Geh weida, sitzt's eng dert nieda", gsagt hat und dö Aufforderung endli befoilgt wird, iss meistens glei amoi zon Kaffee tringa. Ma reißt voschiedene Themen an, lacht oder bedauert, je nachdem und hántelt sö schö kloaweis zo da Jausn zui.

D'Jausn is gern a weng a Wegweiser, was dö geplante Dauer vo dein Bsuach anlangt. „Zo da Jausn mögts aber scho a Bier," is oane vo dö Standardfragn. Meistens kimmt dann ois Antwort: „Heint derfst da ja nix mehr erlaubm, aber a Halbe geht scho!" Iatzt hoaßts aufpássn. Wei wannst du dein Bsuach durch dö Beschwichtigung, „glei fahrts ja eh nu nöt hoam" zon vosteh gibst, dasst da a längers Dableibm erwartst, kanns bled herwerdn. Da gibt's oa, dö sehgn dös ois Aufforderung zon recht lang Sitznbleibm. Für vui is dös a Art Durchhalteparole. „Glei fahrts ja eh nu nöt hoam", dös signalisiert er zwoaraloa. Erstns ka ma da außerhörn, da irgendwann nah da Jausn nu irgendwas auftisch werdn kunnt und zweitens gibt ma mit a so a unüberlegtn Aussage zon Vosteh, dass mas anscheinend gern mecht, dass recht lang dableibm. Es kimmt natürli aufn Charakter von Bsuach an, aber wanns vo Haus aus Gnockerbleiber händ, ka der kloa Satz a grouße unangenehme Wirkung habm.

Bis um a Elfi halbe Zwoifi geht's ja. Aber dann wárs mir oiwei recht. Da kimmt dann der Zeitpunkt, wo i müad wia. Ma woaß nimmer recht, was ma redn soid und s'Mäu reißts oan dauernd auf. Leit mit a weng an Gfuihl wissen iazt, was ztoan habm. Sö stehnd meistns gách auf und sagn, „iazt pack mas geh, iazt hama eng lang gnuah aufghaltn, ös mechts á as Bett geh." Da soid ma sö dann nimmer zgurting wehrn. „Na ja, so lang wárs nu nöt, aber i glaub engs eh, ös müaßts ja nu a kloane Stund hoam fahrn", is a passende Antwort. Überhaupt, wanns amoi stehnt, hast eh scho gwunga.

Ganz anders entwickelt sö dö Situation bei dö Gnockerbleiber. Da kannst da s'Mäu aufreißn wia dawoi, dö reagiern nöt. Wann eahnanö Glasl láár händ, fragt ma meistens eh scho so halbherzi: „Mögts ös eh nu was zon tringa?" Wann dann sofort „a Reiseáchterl geht scho nu" kimmt, schauts schlecht aus. Nu dazua stehns dann meistens auf und gebm zon vosteh, dass kurz außi müassn, dass wieder was Platz hat. Wann dös passiert, iss ganz aus. Wei duri dös Klogeh werdns frisch und kemman meistens putzmunter zruck. Wann sös dann sehgn, dass dir d'Augn scho oiwei zuafalln, kemmans mit dö guatn Ratschläge. „Dös muaß ma übertaucha", sagns und „mi hats uma Elfi á so gmáttlt, aber iazt bi i wieder frisch!" Da ärgert ma sö dann, dass oan dö Elfi-Müdigkeit nöt aufgfalln is, wei da hätt mas an leichtern weida bracht.

Dawei unserne Kinder nu kloa gwön hánd, hanö für so an guat sitzatn Bsuach a wirkungsvolles Mittl ghabt, dass man do zo da Zeit weida bracht habmd. An Wohnzimmer is s'Babyphon gstandtn, dass mas ghört habm, wann dös Kloa unruahli wordn is. Leider hánd aber unserne Kinder recht bráv gwön, so dasst dö auf a passende Störung zu vorgerückter Stunde nöt wirkli volassn kinna hast. Da is mir amoi dö Idee kemma, ma kunnt a weng nahhelfen. Bei a passendn Gelegnheit hanö amoi an Bitzlanfall, der a guatö Zeit dauert hat, auf Tonband aufgnumma. Wann sö iatzt a so a problematischer Bsuach, bei dems zon erwartn gwön is, dass a lang nöt hoamgeht, angsagt war, hanö ghandelt. I ha s'Babyphon nöt zo unserna Kloan eingstoid, bei ihra hats ja wia gsagt eh nia was abgebm, sondern ha dös Sendegerät a unser Schlafzimmer umi gstoid. Is iazt a so a Bsuach überhaupt nöt hoamganga, bi i unter an Vorwand außi, hamö as Schlafzimmer umigschlicha und dös Tonband mit den Gschreiat eingschalt't. A fünf Minutn is Tonbándl láárigs grennt, damit nah mein Zruckkemma nöt glei dös Plärrat anganga is, sunst wárs ament aufgfalln. Vor den eigentlichn Gschreiat hat ma sozusagn ois Vorspann a so a Umanandgnestert ghört. s'Bett hat a weng gwergitzt und dös Gráschlat von Tuchat is zon vonehma gwön. Meistens hat mei Frau zur Einstimmung glei amoi gsagt:

„Aber dö Kloa is heint unruahli, dö ganz Zeit hör i's umananda wetzn!" Und dann iss anganga. Dö erstn paar Mal hanö s'Tonbandgerät zlaut eingstoid ghabt, wei da háma direkt z'samzuckt, wia dös Gschreiat anganga is. Aber mit da Zeit is dös Routine wordn.

Nachdem also der Kráwei eingsetzt hat, hama a paar Minutn gwart't und beschwichtigt, dass a sö amendt eh wieder beruhigt. Dann is mei Frau umi ganga und ma hats übers Babyphon min, na ja, min Tonbándl redn ghört. „Tua iatzt wieder schlafö", hats gern gsagt und bei an hartnäckign Bsuach hats nu hinzugfügt, „i schick da an Papa á nu uma!" Mir habm ja gwisst, wia lang dö Aufnahme dauert und dass an Schluss außi dös Ganze abebbt und grad nu a weng a Seufzn zon hörn is. Dös Ganz hat recht professionell gwirkt und dö mehran hánd auf Grund vo dem Vorkommnis aufgstandtn und hoamgfoahrn. Bei hartnäckige Gnockerbleiber hama s'Tonbándl renna lassn, wei nach jeweils 10 Minutn Leerlauf is dös Gschreiat vo neichn anganga.

A Zeitlang is dös guatganga und i ha scho überlegt, obö ma dö Idee nöt patentieren lassn soid. Da hama wieder amoi Bsuach kriagt. Ortsbekannte Spätheimkehrer. Nachtmenschen im klassischen Sinn. Uma halbö Oans bi i as Schlafzimmer umi und ha s'Tonbándl eingschalt't. I has á ausnahmsweise a bissö lauda gstoid, da i eah dös Ganz mit da nötign Drámátik zu Gehör bring, hanö ma denkt. Es hat oiss prima highaut. Fünf Minutn nah dem i zruckkemma bi, is da Kráwei losganga. A weng anlaut iss vielleicht gwön, es hat frei a dö Ohrn wehtan. Mir habm uns wia oiwei min Umigeh a paar Minutn Zeit lassn. Auf oamoi geht d'Wohnzimmertür auf und unser Kloane steht trámhápert da und riebelt sö d'Augn und fangt leise zon Rehrn an. Dös hat ma aber nöt ghört, wei ja s'Babyphon a söchanö Gaudi gmocht hat. Meiner Frau und mir is d'Farb abgrennt. „Ja habts leit ös nu a so a Kloans", hat der Bsuach erstaunt gfragt? Mir ham nimmer gwisst, wo ma hischau soind und nu dazua hats unser Kloanö auf oamoi mitkriagt, dass da a anders Kid schreit und woit unbedingt wissen, wer denn dös is. Schlafgránti hats bitzlt, weils dös schreiat Kid sehgn woit. I hamö an schnellern gfangt. „Da is bein Babyfon irgend was hänger bliebm", iss ma außagrutscht, obwoihl is an selbm Moment kennt ha, was für an Bledsinn dass i da vozoil. Dös Ganz hat sö dann recht schnell aufglöst. Peinlich berührt háma ausanand ganga. Der Vorfall hat ma wieder amoi oans vor Augn gführt. Auf Technik kannst dö hundert Prozent verlassn. Gscheitert is dö Gschicht letztendlich an „menschlichem Versagen!"

Gwergitzt = gequietscht
Trámhápert = traumbefangen, schläfrig

s'Gebetleitn

Iatzt leitns scho wieder
dö bledn Glockn.
Nia hast a Ruah.
Kám stoillst an Rasnmäher a
kannst da dös Bimmön anhern.
Was toans?
Gebetleitn.
Leit belästign, nenn i dös.

An Innviertler sein Kirageh

Da Sunnda, dös is scho a bsunderna Tag. Nöt grad wegn den, weils da a weng was Bessers zon Essn gibt wia unter da Wocha und weima vielleicht a weng länger liegn bleibm ka. Um so vui länger gehts eh á wieder nöt, weis ja zon Kirageh is. Und grad dös Kirageh iss, wos an Sunnda zon Sunnda macht. A so a Sonntagsgottesdienst an Innviertl gliedert sö praktisch in drei Abschnitte. Oa kirchlicher Teil und zwoa außerkirchliche. Ma muaß aber dös Ganz ois Einheit sehgn. Da erschte Teil is dö Kommunikation vor da Kira aufm Kiraplatz. Dös „Vor-da-Kira" steht für zwoa Begriffe. Erstns is bildlich gsehgn da Kiraplatz normal oiwei unmittlbar vor da Kira, also vorn Gotteshaus. Als zweiter Begriff steht dös „Vor-da-Kira" fürn Gottesdienst selbm. Ma sagt ja nöt: „I geh an Gottesdienst," sondern ma sagt, „i geh a d'Kira."

Also da erschte Teil, da außerkirchliche spuit sö aufm Kiraplatz a. Da kimmt ma a viertl Stund vorher z'sam und stoid sö am bestn a so hi, dass ma d'Kirastiag blockiert. Normal stehnt an Kiraplatz hauptsächli Manner. Dös hat an tiafan Sinn. D'Weiberleit gehn scho wegn den früher a d'Kira ein, weis vorher nu a weng Gewissnerforschn müaßn. Sö redn do Allerhand unter da Wocha, hier und da á was, wos nöt ganz pässt hat, drum zerscht dö kloa Meditation.

Draußt aufm Kiraplatz werdn d'Manner oiwei mehra. Wann ma dös vo da Weitn beobacht't, schauts aus, wia wann wo a Schwarm Imp auskemma war. Zerscht hánd amoi a zwoa a drei da, aber mit da Zeit kemman rundumadum oiwei mehra dazua. Und suamma tuats á hübsch aso. Da geht dann s'Gschmátzt über dös und dös und warum der und der den und den nöt leidn ka. Nebmbei werdn a d'Leit, dö a d'Kira eingehn, genau gmustert, ob eh oiss pásst. Obs anständi gwándt und kámpelt hán, obs do mit da richtign Ernsthaftigkeit daherkemman und obs eah genarell zuasteht, dass a d'Kira gehn. Hier und da werdn a kleananö gschäftliche Tätigkeitn besprocha und wann sö amoi a Weiberleit, dös a bissö späda dran is duri den Haufm Manner, dö vor da Kirastiag stehn und koan Schritt auf d'Seit gángatn, durikämpft, werdns kurz abglenkt und schaun ihra, wanns nu a Jüngernö is, nachi.

Es is aber nöt selbstverständli, da ma an Kiraplatz steh derf. Ois Zuagroaster muaß ma sö dös erscht vodean, indem ma Wochen vorher reglmäßi an Frühschoppm geht und a gewisse Trinkfestigkeit und Schlagfertigkeit unter Beweis stoid. Erst dann kann a sö á a weng dazuastoin, aber grad dazuastoin, nöt glei a d'Mitt ein.

Wann dann z'samgleit't wird, macht sös der Mannerhaufm á nu nöt drábö. Schen langsam setzt sö da ganz Schwung in Bewegung und steiert, oiwei nu laut diskutierat, a da Kiratür zua. Durt staut asö dann kurz, bevors hinteranand eigehn. Drinnahoi da Tür tunkt dann oana nah den andern d'Händt an Weichbrunnkessl ein und macht mit dö Finger a so an Fahrer vorn Gsicht. Für an Außenstehenden muaß dös den Eindruck macha, er voscheicht a Muckn. Dann visierns eahnanö Kirastuih an. Da oa sitzt dort, da anda da. Bevors an Kirastuih eingehn, machans dö so genannte Kniabeugung. Da hat mit dö Jahre jeder sei individuelle Technik entwickelt. Da oa macht min Hintern an kloan Zucka, da ander macht oissa ganzö a so an Beidler, ois hättn was gschreckt. Wieder a anderna schert min Fuaß seitli aus und schnoid zugleich min Kopf virö wia a Schlang und dann gibt's nu dö, dö in a wirklign Kniabeigung an nähern kemman. Allerdings machans dö so schnell, dass ma moant sö schmeißts jedn Moment.

Nachdems allso alle eahnane Kniabeigungen gmacht habm, wuins an Kirastuih ein. Da wo dö Táferl mit eahnan Nam hánd, mögns sitzn. Wann á da Stuih scho ganz voi is und dahinter zwoa Bänk komplett láár hánd, dös macht nix. Sö schiabm mit da ganzn zur Verfügung stehendtn Masse an, dass dö an Eck hibei frei aufránand gschobm werdn und sitzn sö eglbroad ein.

s'Mitsinga a da Kira is grundsätzli nöt an Innviertler sei Sach. Oazige Ausnahme: „Großer Gott wir loben dich". Da singt oiss mit, obs richti tuat oder falsch. Im Großn und Ganzn verhalt sö da Innviertler a da Kira drinn unauffällig. Er tuat überall mit, bein Aufsteh, bein Niedersitzn, bein Knien derf ma nöt so genau schau, dös is bei dö mehran grad a weng a andere, leicht nach vorn geneigte Sitzstellung. Wann Prödö zlang dauert, wird a paarmoi demonstrativ auf d'Uhr gschaut und kemman Zechpröpst, suachans an Geldtáschl drinn nah dö Kupfern, dö's sunnst praktisch eh nia brauchan.

Erteilt dann da Pfarrer an Schluss vo da Mess an Segn und sagt: „Gehet hin in Frieden", machts an Rumpler, wei dö ganzn Manner aufspringan und dahi hánd. Da derf ma nöt zlang schau, sunst gibt's bei da Kiratür an Stau und ma kimmt sei Lebta nöt as Wirtshaus. Wieder gibt's dö verschiedensten Artn vo Kniabeugn und dös Bekreuzign min Weihwasser is grad a so a Wischer. Wird bein

Außigeh amend gar nu amoi gsammelt für an bsundern Anlass, dann hánd oiwei a paar dabei, dö justament heint s'Geldtáschl vogessn habm und dös an Vobeigeh mit an lautn, „Is-ma-eh-ganz-z'dumm," bekundtn. Hintnah an Frühschoppm taucht dann s'Geldtáschl oftmächti auf wunderbare Weise wieder auf.

Da Frühschoppm is da zweite außerkirchliche Teil, der zon Innviertler sein Kirageh unbedingt dazua ghört. Inzwischn iss ja scho mittn an Vormittag und auf dö drucka Prödi auffi rinnt dö erscht Halbö guat oi. Dö Diskussionen, dö duris Z'samleitn so abrupt abrocha wordn hánd, flammen iazt um so heftiger auf. s'Bier geht guat her und dö fesch Kellnerin is á nöt aufs Mäul gfalln. Dö mehran mögn á scho a Páárl Krenwürschtl. Wei schließli, für d'Seel hat ma ja heint eh scho an ahkemma gnua tan, iazt is da Körper wieder amoi dran.

s'Gschmátzt = das Gespräch
Gwándt = bekleidet
Drábö = eilig
Eglbroad = (egl von Blutegel) vom Platze nicht weichend, wie festgemacht

September

A weng a Hitz ghoaßt á nu her
und a da Früah an Nebö
dann wieder kimmt a grob daher
und direkt a weng schäbö.

Er hat an gflicktn Jánker a
do d'Hosnsäck voi Gschleckat
auf d'Nacht zui friastn iawönd scho
sei Bettwäsch dö is gscheckat.

s'Vergelts God drucktn auf da Brust
s'Bitt-gar-schö is voklunga
vo Früahlingfreid und Summerlust
hat er koa Schluckerl drunga.

Gschleckat = Süßigkeiten
Gscheckat = bunt, farbenfroh

Da Mondkalender

Auf Weihnachtn ha ihn kriagt, den Mondkalender. Aber iatzt bi i komplett draus. A so a Mondkalender halt dö gscheid auf Trab. Wannst den einigermaßen ernst nimmst, da woaßt überhaupt nimmer wiast toa soidst. I hab recht vui ghaltn aufn Mondkalender und da ha a mi oiwei z'samgrissn, da i oiss vüranand bracht ha.

A unsren Wohnzimmer iss scho derart zuaganga, wei überhaupt nimmer z'samgrámt wordn is. Schuid is da Mondkalender gwön, wei a paarmoi drinn gstandtn is: „Hausarbeiten, dö vui Körperkraft erfordern, soid ma meidn!" Na, dann hats von Mond her do amoi pásst und da habm d'Frau und i z'samgholfm und habm gschaut, dama an Bodn kemma hánd. Aber weils scho a so zuaganga is, iatzt hama halbwegs draufghaut, dama ferti werdn und mit lauter Schnell-schnell bi i min Staubsauger a d'Fensterscheibm einteiföt, dass brocha is. Dös wár weiters koa so a Malheur gwön, wei ma gegn Glasbruch eh vosichert hán, aber da Mond hat nöt pásst. An Mondkalender is gstandtn: „Schlechter Zeitpunkt zum Verglasen und Einsetzen von Fensterscheiben!" Na da hats einerzogn, dass'd da viakemma bist, wia in an Voglheisl. Aber i ha á gsagt, bevor dös Ganz a so a Pfuscherei wird, nehmama dö Zugluft in Kauf und wartn auf an optimalen Zeitpunkt. Gott sei Dank is an Mondkalender gstandn, dass s'Wohnung-lüftn dö Tág ideal is, dös is uns do a weng a Trost gwön. Leider hama uns wegn dera Zugluft oi zwoa vokuiht, i ha Kopfweh kriagt und d'Frau hat frei nimmer schlucka kinnt mit lauter Halsweh, aber Medikamente hama koa nehma kinnt, wei da Mond nöt pásst hat. „Arzneien zeigen wenig Wirkung", is an Mondkalender gstandn. „Dös muaß á so wieder vogeh", hanö gsagt, „da nutzt oissand nix, bei Gaudi schluck i dös chemisch Zeig á nöt!"

Oder wias dös nächst amoi gwön is. Háma auf d'Nacht wo eingland gwön und ich hamö grad angschickt, dass a mi an Bad a weng kultivier. Da schreit ma d'Frau nu nacha: „Woaßt das eh, dass ma heint s'Kopfwaschn bleibm lassn soid, wei da Mond nöt pásst!" A bledö Gschicht, aber was tátst denn, i bi hoid mit dö fettn Haar furtganga.

Bein Autowaschn bi i á oiwei an Konflikt kemma min Mondkalender. I fahr ja relativ weng min Auto und wann i scho amoi bei an Regnwetter fahr, dann wasch is den andern Tag glei, wei i dös nöt mag, wann s'Auto so drecki is. Aber jedsmal wann a optimaler Tag zon Autowaschn gwön is, is da mei frisch poliert gwön. A so kannst á nöt a d'Autowaschanlag fahrn, da dengan sö ja d'Leit, ma fahrt bei Gaudi hi. Drum, wanns so bled gfalln is, bi i hoid min Auto a weng in an Lettn eingfahrn, dass drecki wordn is und dann bi i mit an guatn Gwissn a d'Waschanlag gfahrn.

Wia gsagt, an Großn und Ganzn wár i scho einigermaßn zrechtkemma min Mondkalender. Da les i eines Tages, dass heint a optimaler Mond zon Austragn vo Konflikten wár. Nu dazua is den Tag Bürgertag bei mein Stammwirt gwön und da is ma a guate Idee kemma. „Heint geh i wieder amoi as Wirtshaus", hanö zu meiner Frau gsagt, „heint pásst's genau!" Oaner vo meine Stammtischbrüader lästert nämli scho a guate Zeit über mein Einstellung zon Mondkalender. Jedsmal, wann i bein Stammtisch

sag: „Heint trink i geh nu a Halbö, wei heint wird laut Mondkalender da Alkohol von Körper guat vertragn", lästert a oder lacht mi aus. „Heint wird's pássert", hanö ma denkt, „heint gib i eahms zruck, heint is laut Mondkalender der optimale Tag zon Austragn vo Konflikte. Heint schenk i eahm gscheit ein!"
Wia i bein Wirt a d'Gaststubm ein bi, ha ihn scho sitzn sehgn bein Stammtisch hibei, mein „speziellen Freind". „Pásst scho", hanö ma denkt und ha mi recht selbstbewusst direkt eahm gegnüber higsitzt. Hat á nöt lang dauert und er hat sein Gsemperat über mi und an Mondkalender angfangt. „Derfst heint scho was tringa", hat a zahnt, „pásst heint da Mond, nöt dasst uns rausche wirst!" Auf dös hanö grad gwart't. „Du hast as nout, dasst s'Mei aufreißt", hanö gsagt. „Bei dir hats amoi brennt, dös is bis heint nöt geklärt, wiaso dass brennat wordn is. Und wast du oiwei behauptst, wannst bsoffm bist, dass d'Sunnawendkäferl ankennt habm, dös glaubt da sowieso neamt!" Leider hat a dös nöt votragn, obwoi wia gsagt, a guater Tag zon Austragn vo Konflikte gwön wár. Er hat ma a söchanö gschmiert, dass ma den andern Tag s'Gnáck nu weh tan hat.
Seit den Vorfall halt i nimmer vui aufn Mondkalender. Und wei a paar Tag drauf Neumond gwön is, a idealer Termin um ungesunde Gewohnheitn aufz'gebm, hanö dös Lebm nachn Mondkalender aufgebm.

Gsemperat, sempern = nörgeln, belästigend reden
Sunnawendkäferl = Glühwürmchen

Atomkraft

Gestern
habms wieder
gschriebm a da Zeitung
vo da Atomkraft
wia gfährli dass is
d'Überschrift
hanö
dalesn
aber
bei den Kloadrucktn
hanö s'Liacht braucht
s'Liacht
ausn Strom
von Atomkraftwerk.

Dö eingsperrtn Adler

Da hat also unser Regierung den Befehl erlassn, dass oiss was einigermaßn fliagn ka, eingsperrt ghört, wegn da Voglgripp. Ja, unserne Hehna iss á dranganga. Hausarrest, was soidst toa. An Anfang habms scho a weng gschreckt gschaut, wias nimma außa derfm habm, aber nah a etla Wochan iss er hübsch wurscht gwön, iss ma virkemmma. Nu bleda habms dann gschaut, wia da Arrest umi gwön is. Da háns so gspáchi umananda gstiegn, da ma nöt recht gwisst hat, habms s'Außergeh scho nu an Sinn oder vozichtns freiwillö.

Na und wir i ma dö letzt Vierschanzntournee angschaut ha, hánd ma dö Parallelen aufgfalln. Unserne Adler, also unserne Schispringer habmd ma überhaupt nöt gfalln. I geh davo aus, dass dö á eingsperrt gwön hánd. Ma hat eahs ja eh direkt ankennt, weils á so gspáchi umanandgstiegn und nöt gar so weit gflogn hánd.

Oktober

Mit Wasserfarön malt a d'Welt
macht Bláttl gelb und retlad
sei Kunst dö bringt eahm nöt vui Geld
sei Lebm is oft a Bettlad.

Er malt wias eahm grad unterkimmt
sein Atelier is windisch
oft is a depressiv vostimmt
dann wieder a weng kindisch.

Und geht eahm amoi d'Farö aus
legt er an Pemsl wegga
geht z'friedm as Jahreszeitnhaus:
Bis nächsts Jahr werds scho klecka.

Retlad = rötlich
D'Farö = die Farbe
Klecka = ausreichen

Über s'Schenka

Unser Schenkkultur unterliegt an ständign Wandel. Wann ma dö Zeitabschnitte a so studiert, da merkst scho, dass sö da vui gändert hat. Was für a Freid hast früher oan mit an Liter Wein gmacht. A guater grüner Veltliner, oder a gehaltvoller Mosl, oder a Fláscherl Hochprozentign. Über so was habm sö d'Leit früaher gfreit. A so a Wein is a Wertanlage gwön. Richtig glagert is der oiwei mehra wert wordn. Oder wann da wer an kloan Gfalln tan hat. Na, dann hast eahm hoid an Wirtshaus an G'spritzn zahlt und dö Gschicht hat pásst.

Heint is dös oiss anders. Da Wein wird oiwei billiger und was anders steigt dafür ständig. Dö Treibstoffpreise hánd oiwei im Steign. Wannst heint wen an Liter Wein als Geschenk gibst, is dös für den direkt a Beleidigung. Da iss weit gscheida, du schenkst eahm an Liter Benzin. Wannst den Sprit in a weng a ausgfallne Flaschn eintuast und pickst a fesche Etikettn auffi, dö's da aufm Computer ausdruckst, woaßt wos'd da a dö Leit für a Freid machst. Wannst a so a Geschenk oan überreichst und auf da Etikettn steht obm, „grüner Benziner, Erntegebiet Saudi Arabien", der gfreit sö sicher. Oder a gehaltvoller Diesel, nachgereift in den Tanklagern der OMV, oder a Fláscherl mit a hohen Oktanzahl. Da daratst das. Über so was gfrein sö d'Leit heint. A so a Flaschn Benzin is á a Wertanlage. Wannst den a paar Jahr an Keller lagerst, ka der dös X-fache wert sein. Nu dazua brauchan heint d'Auto oiwei wenger auf 100 Kilometer, so dass ma á sagn ka, „den hanö 35 Kilometer Bundesstraß gschenkt!" Na und wann da wer an kloan Gfalln tuat, dann zahl i eahm heint gstatt den G'spritztn an Liter Gemisch fürn Rasnmäher. Sogar als Weihnachtsgeschenke kunnt i ma so „Erdölprodukte-Allerlei", vorstoilln. A so a 25er-Fássl Heizöl extra leicht untern Christbám, da kunnt ma wirkli sagn, ma hat in a kaltn Zeit Wärme gschenkt.

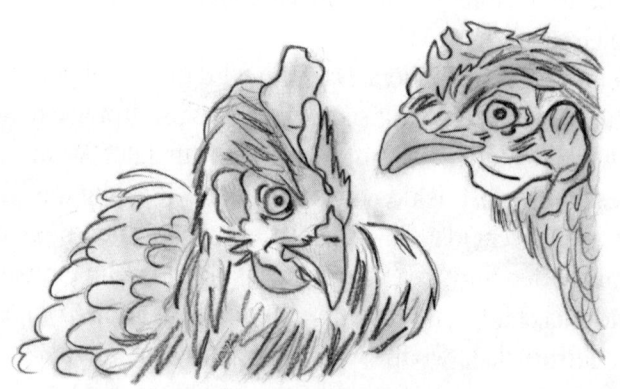

November

Trüabsinni broat't er Deckn aus
aus gráwer Leiwad gspunna
und Bám und Staudern hintern Haus
is Muat und Kraft ausgrunna.

Schwár achitzt da Novemberwind
sei „Requiem eterna"
als müassat a nu alle gschwind
s'Vogänglisei dalerna.

Aus tiafe Wunden tröpfit Zeit
schreibt mit a Trüabsaltintn
und do, es werd sö Lebm und Freid
in Toud und Trauer findn.

Gráwer = grauer
Achitzt = ächzt

Schneeflocken

Koanö gleicht da andern
wanns von Himmi falln
über d'Felder wandern
und an Wald anmaln.

So wias falln, so lingans
áf an Bám, an Haus
mal volians, mal gwingans
kemman eahm nöt aus.

Fallns ament auf d'Straßn
is dös Lebm voi Müah
weil's an Salz voblassn
werdn a gráwe Brüah.

Derfns d'Welt anzuckern
fungitzn an Liacht
dass sö d'Staudern buckern
wei dös graupat iacht.

D'Sunn min Frühlingsköpfö
kennt dö Rezeptur
lauter Wassertröpfö
treibts an Bácherl zua.

Koanö gleicht da andern
dös is längst vorbei
wei auf d'Letzt von Wandern
hánd dann alle z'glei.

Gráwe = graue
Fungitzn = funkeln, glänzen
Graupat = widerborstig

D'Weihnachtskollision

I muaß mi jeds Jahr von neichn ärgern, wegn da Weihnachtskollision. Dös is wirkli a Problem. An Dezember kimmt oiss z'sam. Zerscht scho amoi dö ganzn Weihnachtsfeiern. Da dö sei müaßn, dös siagt ma ein. A Weihnachtsfeier is quási dös Abreagiern vo an ganzn Geschäftsjahr. Da kannst amoi sagn, wast da denkst. Jenseits vo Mitternacht votragt da Chef á scho a weng was. Überhaupt dann, wann a nöt vui votragt, wann a also scho a weng Mehra hat. Da kannst eahms scho einsagn, was da nöt pásst hat, da tuat a nimmer vui desgleia, wann a so len bei da neichn Sekretärin hibeiloant und oiwei grad nu nickt und „habts eh recht", sagt.

Dö Sparvereinsauszahlungen habm á eahna Berechtigung. Dös is do a gwisse gwachsne Kultur. A so a Sparvereinskalbsbratn hat scho was. So essbare Zinsen schmeckan oafach anders. Na und an neichn Kuglschreiber kann ma á braucha und da Kalender für dös kommende Jahr wird á oiwei mit Interesse studiert. Ma mecht ja do wissen, wia nächsts Jahr Weihnachten fallt und wia vui Urlaubstág geh draufgeh werdn. Ab Mitte Dezember gehn dann eh dö Xmaspartys an. Da wird's dann eng, dama überall, wo ma eingland is, hikimmt. Und wannst dann so richti in Fahrt bist und guat aufglegt, dann kimmt da 24. Dezember. „Stille Nacht, Heilige Nacht." Wia aus heiterem Himmel fallst dann in a so a Loch ein. Da kriagst an richtign Stilleschock. Is koa Wunder, dass so vui Leit eahna Weihnachtsdepression kriagn. Ma wird da brutal aus der heilen Welt außergrissn durch dö stille Nacht. Nu dazua laufm um dö Zeit dö Vorbereitungen für

Silvester scho auf vollen Touren, d'Raketn wárnd zon kaufm, da kimmst á ganz draus, wei Besinnli-sei verordnet is. Durch dös entsteht der typische Weihnachtsdurchhänger.

Es müaßat do mögli sein, dass ma Weihnachtn a weng außi schiabat. Na dö Feiertág, also irgendwann nachn 6. Jänner, da kunnt i mas voastoilln. Dös hätt á an Vorteil für d'Wirtschaft. Da wár dann dös weihnachtliche Warensortiment a dö Gschäfta platzmäßig leichter zon unterbringa. Iatz kimmt eh oiss z'sam. Da Sommerschlussverkauf Anfang Juni fallt meistens genau mit dö erstn Weihnachtskugln und den Christbámgschleckert z'sam. Da liegnan dann nebm dö preisreduzierten T-Shirts, d'Adventkalender, d'Englhaar und d'Weihnachtsmannzipföhaubna. Wann i Weihnachtn voschiab, bring i dös a weng ausanander. Da gibt's hoid dann erst Ende Juni dö Weihnachtssachern. Dös müassat sö do einkaufsmäßig á nu irgendwie dageh, wann i mit Weihnachtn eh erst nahn sechstn Jänner dran bi. Da gángatn sö dann á locker 6 vorweihnachtliche Einkaufssamstage aus. An Adventkranz taufat i um auf Eventkranz und dara sö a weng abhöbt vo den überholtn Adventkranz ghörat a oval gmacht. Da habm dann á locker 6 Kerzn Platz. 6 Kerzn symbolisiern dö 6 Einkaufssamstage.

I sagat, ma müaßat sö á mit den 8. Dezember was einfalln lassn. „Maria Empfängnis", dös is do scho sauber überhoilt. Ma muaß da scho a weng auf d'Wirtschaft á denga, dö den Tag dö mit Abstand größten Umsätze erzielt. Ma kunnt do in Anspielung auf dö gigantischen Gewinne, dö da 8. Dezember alljährlich beschert, den Tag „Marie(Geld)Empfängnis" nenna. Mit den kunnt Kircha sicher á lebm und fürn Handl wárs a Ansporn, nu länger offn z'haltn. Und was dös Adventgedicht betriaft, wos da hoaßt: „Advent, Advent, ein Lichtlein brennt, bald brennen zwei, dann drei, dann vier, das Christkind steht schon vor der Tür", dös lassat sö leicht abändern. „Event, Event da Rubö rennt, es rennst á du und i und mir, es steht ja Xmas vor da Tür.

Len = weich, anschmiegsam

Dezember

s'Dasei lasst da d'Nacht daglanga
do da Augnblick greift as Liacht
iss á grad für an Gedanga
gestern nu hama uns gfüacht.

D'Stundnwalzn ebmt uns d'Stráßl
Glockn schwingt auf Mitternacht
auf dö weltverlassna Gássl
hat uns s'Iatzt und s'Dasei bracht.

Wár da nöt dö Nacht voi Liachtn
mit an Ghoaß vo Freid und Trost
müaßat ma uns oiwei füachtn
hätt ma d'Botschaft nöt dalost.

Immer wenn es Weihnacht wird

Ja ja, oi Jahr, wanns wieder Weihnachtn wird, durchziagt a ganz a bsunderna Gruh Haus und Stubm. Zon Bacha iss, wei ma ja z'Weihnachtn gricht't sei mua. Es hat zwoa eh neamt an Hunger, aber ganz ohne Leckerl geht's oafach nöt. I sagat ja nix, wann lauter guate Leckerl bacha wuachtn. Söchanö, dö á gessn werdn, dö a jeds mag. Aber a so iss nöt. Dö Realität schaut anders aus. Es gibt oiwei zwoaraloa. Dö guatn, dö alle schmeckan, dö hánd meistens a da Minderheit. Dominiern toan dö andern, dö Tellerfüller, dö aus Dekorationsgründen bacha werdn. Ös werdts enks sicha denga kinna, wia dö ausschaun. Leicht anbrennt und schlicht a da Ausführung. Meistens ausgstochanö Stern oder Mondsichelformen, toagö in Optik und Gschmah, dö da bein Essn binnen Sekunden den ganzn Speichl aufsaugn und vo da Konsistenz her an Mäu drinn wieder zo den werdn, wass vorn Bacha gwön hánd: A Klumpm Leckerltoag. Derfst di nöt wundern, wannst jedsmal Leckerlessn a Zickerl hast, weist zo dera druckan Gschicht an Liter Glühwein brauchst, dass das oibringst. Wia gsagt, a so iss dahoam, wann ma um a bescheidens Schüsserl Leckerl bitt. 90 Prozent Dekoration und vo dö á da Ausschuss, der weider ghört und maximal 10 Prozent Guate, allerdings 2. Wahl.

Ganz anders schaut dö Sach aus, wann an Advent überraschend a Bsuach kimmt. Natürlö werdn glei Leckerl hergstoilt. Und was für oa. Alle makellos. Und dö Guatn bei weitn a da Überzahl. Hier und da schaut unter den Haufm Früchtekugln und Linzeraugn ganz schüchtern a abfárigs Sterndl vira, weil's a sö farbmäßig guat vo dö schokobraun Köstlichkeitn abhebt. Söchanö Stunden muaß ma ausnutzn. Da greif i fest zua, wei dann is sie zwunga, dass wieder was nachlegt. Da nimm i sogar dö Strafpredi an Kauf, dö i ma, nach dem da Bsuach ganga is, anhörn ka. „Dös is wieder typisch gwön, dass du dö ganz Zeit um d'Leckerl glangt hast, wia wannst scho drei Wocha nix mehr zon Essn kriagt hättst. I bi mit lauter Nachidoa nimmer z'samkemma. Und grad dö Schön hast da außer gsuacht!"

Ma muaß si z'Helfm wissen. Wann mi an Advent um guate Leckerl blangt, ladn i ma oafach wen ein. Dö Dekorationsleckerl, dö überbleibm, kann ma eh nächste Weihnachtn wieder vowendtn. Als farblicher Aufputz toans si's lang.

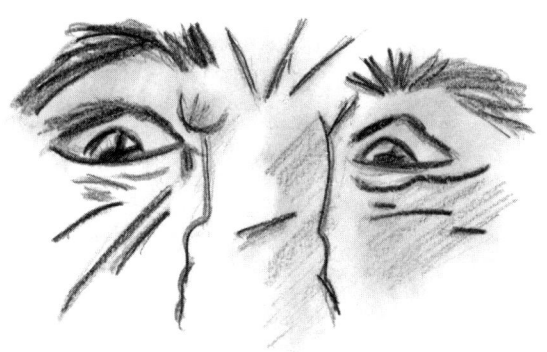

A bsunderne Zeit

A bsunderne Zeit
a hoamlige Freid
a einwendigs Werdn
iazt zeitigt dö s'Liacht
und d'Finstern dö iacht
du wartst áf an Stern.

Du wartst áf an Stern
es wachst aus an Kern
a ewige Blüah
dö oiss überstrahlt
kimmst z'lang oder z'bald
vofeiln tuast das nia.

Vofeiln tuast das nia
es liegt iazt bei dir
da Himmö is weit
wei d'Nacht gibt bald nah
und ledigt dö a(b):
A bsunderne Zeit!

Iacht = stört

Da Adventkranz

Da Adventkranz, dös is scho wirkli a schöner Brauch. I gfrei mi jeds Jahr aufm Advent und auf dö bsundere Zeit. A so a Adventkranz is á praktisch. Er erinnert oan do jedn Tag an Advent. Da gibt's Leit, dö habm zwoa an Adventkranz, aber über dö Bedeutung wissens rein gar nix. Sö habmtn hoid, dassn habmd. Sö zündtn nia a Kerzn a, er steht hoid a da Wohnung und verstaubt. Da brauch i wirkli koan. Grad zon Umanandsteh. Mir huift er á. Da Advent is ja do koa oafache Zeit, da bi i dankbar, dass i an Adventkranz ha. Wann dö erst Kerzn brennt, dann woaß i, dass da erscht Einkaufsamstag á scho wieder vorbei is und i oiwei nu koanö Geschenke ha. Er erinnert mi praktisch jedn Tag, wann i d'Kerzn ankennt, dass i as s'Gschenkekaufm geh muaß. Ohne Adventkranz denkst auf dös gar nöt. Oder wann dö zweit Kerzn brennt, um dö Zeit is oiwei s'Krampuskränzchen. Dös geht da mit dö Jahr in Fleisch und Bluat über. Zwoa Kerzn – Krampuskränzchen. In gewisser Weise daspoart da da Adventkranz an Terminkalender. Oder wias bein Fernsehn is. Dös sanfte Liacht von Adventkranz is besser wia jede Fernsehleichtn. Besinnliches Fernsehn nenn i dös. Wannst dá da a so an Horrorfuim anschaust, an an so an Adventabnd und an Buidschirm spiagln sö dö brennatn Adventkerzn, dös sorgt für an zusätzlichn Adrenalinausstoß. Da bist dann wirkli mittn im Geschehen. Brennt dann dö dritt Kerzn, derfst dann schö langsam uman Christbám umschau, sunnst dawischt nix Gscheits nimmer. Grad nu a so an heimischn Hánichl an vodráhtn. A so a kalifornische Zwergpalme is um dö Zeit scho

schwár zon auftreibm. Wann amoi dö dritt Kerzn brennt is scho a Luada.
I geh á an Advent recht gern a d'Kira. Wei da wirst wieder auf dö wichtign Termine higwiesn. Bei den Liad: „Wir sagen euch an, den lieben Advent, sehet die", sagma amoi, „vierte Kerze" brennt, da denkt ma unwillkürlich dran, dass Weihnachtn vor da Tür steht und dass Zeit wird, da ma dö erstn Weihnachts-SMS voschickt. Fallt da Heilige Abend womögli gar auf an Sunnda, dann warnt dö da Adventkranz durch flackernde vier Kerzn, dasst da gnuag zon Essn und Tringa hoambringa soidst, wei drei Feiertág hinteranand hánd, wost nix z'kaufm kriagst. Wannst dös übersiagst, dann stehst da an Stefanitag. Womögli s'Weihnachtsbockbier, da Champagner und da Prosecco gar und an Kuihschrank grad nu da ordinär Aufschnitt, a Aktionsschinkn und dreialoa Kás drinn. Aber koa Kaviar nimmer, koa Lachs nimmer und koa Gänselebern nimma. Na dankschö, dös wárnd dann so Weihnachtsfeiertág.
Drum, nehmts enk dö Zeit. Sitzts enk hi fürn Adventkranz. Denkts nah, werds bsinnli. Schauts, dass z'Weihnachtn oiss dahoam habts, was zon Überlebm a dö Feiertág brauchts. Dann werdns á fröhliche Weihnachtn. Wei wann da Hunger und da Durscht dominiern, dann kanns a dö Familien koan Weihnachtsfriedn gebm.

Hánichl = unansehnliches dürres Nadelbäumchen

Nachweihnacht

Ja, i ha heier z'Weihnachtn wieder a Geschenk kriagt vo ihra. So wia jeds Jahr hoid. Wieder hübsch was Unedigs. Aber so wia jeds Jahr is ma bein Überreicha direkt vorn Christbám á glei gsagt wordn: „Wanns da nöt gfallt oder wanns da nöt pásst, kannst das eh umtauschn!" Und so wia jeds Jahr hats ma á dösmal wieder nöt gfalln. Offiziell, dass nöt so bled ausschaut, han i zwar gsagt, dass ma nöt richti pásst, dö Westn, aber der eigentliche Grund is d'Farb gwön. Oiwei kauft ma sie auf Weihnachtn so a gscheckats Gwand. Dös pásst ihr nöt, dass mei Lieblingsfarb Grün is. I steh aber dazua. Für an Jáger pásst oafach grün an bessern und nöt orange oder weinrot. Dös hats ihra eh scho a paarmoi außa grissn: „Mit dir kan ma ja frei nimmer furtgeh. Vo dö Söckl bis zon Huat is oiss grea. Sogar d'Unterhosn buildt a sö grün ein!" Dös kan i ma dauernd anhörn. Na, und heier z'Weihnachtn hanö a orange Westn kriagt. I ha zwar gsagt, dass ma gfallt, aber grad pro Forma. Wei da han i scho mein Trick. I geh meistens unter an Vorwand außi, leg an dickn Pullover an unter mein grean Hemad und dann probier i s'Weihnachtsgeschenk. Dös fallt gar nöt recht auf. Wann i aber dann a dö Westn einschliaf, iss ma frei z'eng und i ha an Grund zon Umtauschn, ohne dass i s'Gsicht voliaß. Natürli is dö umtauscht Westn dann grea oder zumindest grau, weil's sös in Orange „leider" nimmer gebm hat.

Bled is's wannst was kriagst, wast nimmer umtauschn kannst. Vor a paar Jahr hab i vo ihra auf Weihnachtn a Autobahnvignette kriagt. Wias auf dös kemma is, vosteh i bis heint nöt. Dö paarmoi was i an Jahr auf da Autobahn fahr, da brauch i do koa Jahresvignettn. Iatzt muaßt aber do toa, wia wannst vo den Geschenk begeistert wärst, wei sunnst is eh scho wieder Himmö da Bodn aus bei ihra. Da kannst das dann eh glei wieder anhörn: „Gfreit dö leicht dö Vignette eh nöt, weilst nia auf da Autobahn fahrst?" I bi hoid vo Zeit zu Zeit auf d'Autobahn auffi gfahrn, obwoi i gar nix zon fahrn ghabt hätt. Eh a söchana Vokehr auf dera Autobahn und da kannst dahiteifön, wögn dera bledn Vignetten. Woaßt, was da a so a Geschenk Geld kost't, bei dö heitigna Benzinpreise. Aber da ma gar nia auffi fahrt auf d'Autobahn, dös ka ma á frei nöt toa. Da hätt ma ja den Fetzn wirkli ganz umsunst obm picka auf da Windschutzscheibm. Grad dara oan d'Sicht votuat. Schließli is dös a Art Eintrittskartn für d'Autobahn. Wann i a Eintrittskartn zo a Theateraufführung gschenktö kriag, schau i ma dös Stückl ja á an, á wanns mö nöt interessiert. Da oanzige Trost iss gwön, dass dös selbe Jahr d'Vignetten zumindest grea gwön is. Aber grundsätzli hánd ma so Geschenke, dö i umtauschn ka, liaber.

As Umtauschn geht ma am bestn glei an 27. Dezember. Wei da gehn alle umtauschn. An 24. Dezember, wann i meine letztn Geschenke kauf, is meistens nix Gscheids nimmer zon kriagn. Aber ab 27. Dezember, da vuiln sö dö Gschäfter wieder, da hast wieder a grouße Auswahl. Ma muaß hoid schnell sán. Wann ohner eina kimmt bei da Kaufhaustür mit a groußn Plastiktaschn, der nu dazua ungefähr dei Größ und dein Umfang hat, derfstn nimmer aus dö Augn lassen. Der kunnt ja unter Umständn dei zukünftigs Gwand as Umtauschn bringa. Meistens kennt mas a dö selbign eh scho an, dass was zon Umtauschn bringan. Hinter an söchan schleich i nachi, dass ma nix entgeht. Wira dann a Bedienung anredt und sei Plastiksáckl aufs Verkaufspuit auffi legt, bi i scho durt á. Wann dann d'Verkäuferin leicht genervt dös z'samgwuzelt Zeig vo da Taschn außerziagt und dö Etiketten kontrolliert, mach i ma scho an erstn Überblick über dö Retourwar. Da muaß ma schnell sein, wei ja gnuag andere á umanand schleichan, dö da dö Beute abjagn mechtn.

Da derfátn sö dö Gschäftsleit eh á amoi was einfalln lassn. Dö Umtauschtage hánd vo da Aufmachung her recht lieblos. Mir geht dö akustische Untermalung ab. Vor Weihnachtn da wirst, woaß Gott wia, umworbm. Von Oktober weg rennt scho d'Weihnachtsmusi a dö Gschäfta, aber bei da Nachweihnacht, also bei dö Umtauschtage is nix mehr los. Da ghörat á a weng a musikalische Begleitung dazua. Wann i heint an Rock umtausch, pássat a Rockmusik. Oder dö zweit Strofm vo den Liad: „Und iatzt gáng i ins Petersbründerle," wos da hoaßt: „Kaufts ma ab mein grean Janker, kaufts ma ab mein grean Huat, kaufts ma ab mei liabs Dirndl(gwand), wei is umtauschn muaß.

Glei wár dös Umtauschn nimmer so fád mit a weng a Musikberieselung. Na und wann ebbs aus an gwissn Grund nimmer umtauscht werdn kunnt, lassat sö dös á mit an Liad a weng entschärfm: „Oana hat immer dös Bummerl ..."

Himmö da Bodn aus = herbe Enttäuschung, aus allen Wolken fallen

Winter, Winter, Winter

Weiß und kalt gschenkt
aufbroat't und gstreckt
hat a sö greckt
oissi vodeckt
d'Finger nu gspreizt
i hama gschneizt
siagstas, iatzt leidst
hanö ma denkt.

Weiß und kalt kauft
billi und kloa
zuadeckte Stoa
Fleisch oane Boa.
s'Denga vostaubt
hätts bald nöt glaubt
wia sö der graupt
dara grad schnauft.

Weiß und kalt gstoihln
grouß und vokehrt
hitzi und gfreart
frei hätt i great.
s'Hischau vostimmt
wei márs wer nimmt
d'Schneekugl kimmt
langsam as roilln ...

Silvesterfeuerwerk

I ka dö Leit nöt vosteh, dö was an Silvestertag koanö Raketn abschiaßn. Dös ghört sö do gegnüber den neichn Jahr, dass mas a weng begrüaßt. I deck mi da scho oiwei bald gnua ein. A 1500 Euro is ma dös scho wert. Vor a paar Jahr hanö ma auf da Terrassn a gscheidö Abschussrampm baut. An Summer schaut dös aus, wia a betonierter Betontrog, da setz i oiwei Bleami ei, aber wia da Hörögst zuwakimt rámis aus und dann siagt ma dös Innenlebm. Da hánd Steckvorrichtungen vorsehgn, wost á wirkli schwärö Kaliber abschiaßn kannst. Dö Abschussrampm lasst si schwenka, so dass i in oi Himmelsrichtungen schiaßn ka. Maximal 25 Raketn kann i auf oan Duscha stártn. Dös Ganze geht über an elektronischn Vorzünder, dass da Abschuss genau um Zwölfi erfoigt. I mag dös nöt, wann scho oiwei vorher gschossn wird. Um Zwölfi is da Jahreswechsl und da ghört gschossn, aber gscheit. Da kunnt i oft lacha, wann d'Nachbarn um 5 nach Zwoifi eahna so genanntes Feierwerk abschiaßn. Wia gsagt um 5 nach Zwoifi, wei zerscht müaßnd asö ja gegnseiti abbussln und a guats neichs Jahr wünschn und Pummering und an Donauwalzer anhörn. Und dann schiaßns eahnanö 15 Kracher a, wost das eh nöt woaßt, was dös sein soid. Da oa Nachbauer links vo mir, der tuat gar nix. Der schiaßt nöt oa Raketn ab. Dös Geld, was a für d'Raketn brauchat, sagt a, spendt a für a Projekt a da drittn Welt.

Aber fest bein Fenster außa schau, wanns i abschiaß und kostenlos a den Genuss kemma, dös scho. Iazt hat a gar amoi gmoant, i soid mi á beteilign und heier koane

Raketn abschiassn. „Es wird eh so vui gschossn auf dera Welt", hat a gsagt, „da kunntn do mir auf dös Gschiaßat z'Silvester vozichtn!"
Wanns a Biofeierwerk gáb, dös wurcht er á abschiaßn. So Raketn, dö nöt kracherten und dö ma anschließend kompostiern kunnt, oder dö selbstständig glei a d'Biotonne einfallatn, dö wuacht er á abschiaßn. Und sei bleds Gredat oiwei. Brot statt Raketn, wann i dös scho her. Dös hört sö ja a so an, wia wann mir auf Silvester zua nix mehr zon Essn hättn, wei i dös ganz Geld mit dö Raketn vertua.

Freili, a weng muaß ma sös scho z'samschau um dö Zeit, dáma über d'Rundtn kimmt. Wann d'Neujahranblaser kemman, bi i nia dahoam. Da hab a mi stád an Haus drinn. Hörn tua is hinter da Haustür á und Nöt-aufmacha bedeut't wieder a paar schwárö Raketn mehra. Oder dö Sternsingergschicht. Dös is á a so a unsinniger Brauch im Namen der Nächstenliebe, wie sis nennan. Da gib i nia vui her, a weng a Kloageld hoid, dass si s'Geldtáschl nöt gar a so speit mit lauter Kupferne. Wei i praktizier um dö Zeit eh gnuag Nächstenliebe. Oder wia nennts denn ös dös, wann ma Jahr für Jahr um 1500 Euro Raketn kauft und lasst dö Nachbarn kostenlos zuaschau. Dös is do ein „Feuerwerk der Nächstenliebe!"

Hörögst = Herbst

s'Tagwerdn

Durch d'Sternnacht hi schleicht si dei Denga
áfs Grábwerdn zua, dös d'Richtung sagt
dann erst siagst d'Nebefetzn hänga
dö da stád Wind a d'Liachtn tragt.

Wo d'Finstern dráfsitzt, da muaßt durö
und fürchst di á, dasst hoamli trenzt
geh ja nöt außa aus da Furö
wei gfeit is's, wannst dö da vorennst.

Wann da á Dárn dei Haut áfreißn
und s'zwerigst Geh kám da was fia
da muaßt di oafach duribeißn
wei sunnst dáglangst dei Tagwerdn nia.

Grábwerdn = Morgengrauen
Trenzt = weinst
Furö = Furche
Gfeit = gefehlt, es wäre gefehlt
Dárn = Dornen
Zwerigst = quer (querfeldein)

Inhaltsverzeichnis

Dahoam 7
D'Morgenbetrachtung 8
Statistisch gsehgn 10
Da Ratgeber 12
Jänner 15
Der und Die – Er und Sie 16
Februar 18
D'Fastnzeit 19
März 20
s'Handy der neichn Generation 21
April 25
Pisa 26
Gewalt in der Sprache 28
Studie Pisa 29
Mai 31
Früahlingsmorgen 32
Verdreht 33
D'Eismanner 34
Traumjob 35
Juni 37
Sunnawendn 38
Über s'Sitzn und s'Essn 39
Woiknpoilster 42
Von Messn, Volksfester und Ausstellungen .. 43
Juli 47
Da rund Geburtstag 48
Dö elektronische Fußfessel 51
Da Musiausflug 53
Trennung 59

Wechseljahr	60
Walking	61
August	65
Die feindliche Übernahme	66
Hehnaaugnpflåsta	70
Wia gschmiert	71
D'Wanderschaft	73
Übersehgn und ignoriert	74
D'Schottergruab	77
A finsters Kapitel	78
Haubm-Würstlstand	79
I gáng ja scho so gern as Bett	80
s'Gebetleitn	85
An Innviertler sein Kirageh	86
September	90
Da Mondkalender	91
Atomkraft	94
Dö eingsperrtn Adler	95
Oktober	96
Über s'Schenka	97
November	99
Schneeflocken	100
D'Weihnachtskollision	102
Dezember	105
Immer wenn es Weihnacht wird	106
A bsunderne Zeit	108
Da Adventkranz	109
Nachweihnacht	111
Winter, Winter, Winter	114
Silvesterfeuerwerk	115
s'Tagwerdn	117

Bislang erschienene Bücher:

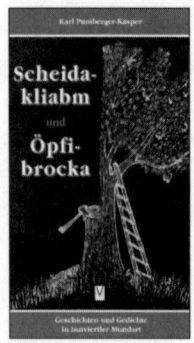

Karl Pumberger-Kasper
Scheidakliabm und Öpfibrocka
104 Seiten, 13 x 21 cm
€ 11,50, Hardcover
ISBN 3-900-847-59-2

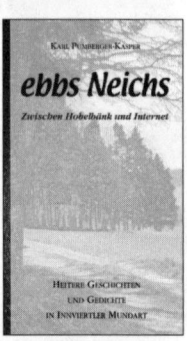

Karl Pumberger-Kasper
ebbs Neichs
116 Seiten, 13 x 21 cm
€ 14,50, Hardcover
ISBN 3-902121-18-1

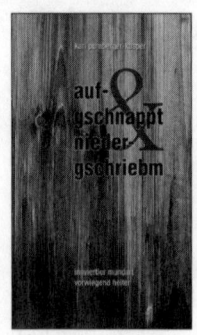

Karl Pumberger-Kasper
aufgschnappt & niedergschriebm
116 Seiten, 13 x 21 cm
€ 14,50, Hardcover
ISBN 3-902121-48-3

Bestellungen werden schriftlich oder telefonisch jederzeit gerne entgegengenommen:
Karl Pumberger-Kasper, A-4942 Gurten 31, Tel.+Fax: 07757/6474